实用常见疾病护理与护理管理

主编 郝香敏 郝倩 陈月 修玉静

上海交通大学出版社
SHANGHAI JIAO TONG UNIVERSITY PRESS

内容提要

本书由工作在临床一线的护理专家和护理骨干,结合自身多年临床实践与教学经验进行编写,全书首先详细介绍了基础护理技术和护理管理,而后系统地阐述了心内科护理、呼吸内科护理、普外科护理和妇产科护理,包括疾病的病因、临床表现、辅助检查、治疗原则、护理评估、护理诊断、护理措施、护理评价及健康指导。本书融入中西方先进的护理理论与技术,具有科学性、权威性、强指导性的特点,适合广大的护理工作者和护理教学工作者参考使用。

图书在版编目(CIP)数据

实用常见疾病护理与护理管理 / 郝香敏等主编. --

上海 : 上海交通大学出版社,2023.12

ISBN 978-7-313-28929-2

Ⅰ. ①实… Ⅱ. ①郝… Ⅲ. ①常见病-护理②护理学-管理学 Ⅳ. ①R47

中国国家版本馆CIP数据核字(2023)第115449号

实用常见疾病护理与护理管理

SHIYONG CHANGJIAN JIBING HULI YU HULI GUANLI

主　　编:郝香敏　郝　倩　陈　月　修玉静

出版发行:上海交通大学出版社　　　　　　　　地　　址:上海市番禺路951号

邮政编码:200030　　　　　　　　　　　　　　电　　话:021-64071208

印　　制:广东虎彩云印刷有限公司

开　　本:710mm×1000mm 1/16　　　　　　经　　销:全国新华书店

字　　数:217千字　　　　　　　　　　　　　印　　张:12.25

版　　次:2023年12月第1版　　　　　　　　　插　　页:2

书　　号:ISBN 978-7-313-28929-2　　　　　印　　次:2023年12月第1次印刷

定　　价:198.00元

编委会

主　编

郝香敏（山东省单县东大医院）

郝　倩（山东省单县东大医院）

陈　月（山东省单县东大医院）

修玉静（山东省单县东大医院）

副主编

李　蕊（山东省济宁市第三人民医院）

于珊珊（山东省滨州医学院附属医院）

崔　伟（河北省胸科医院）

张　媛（河北省儿童医院）

前言

护理学是以自然科学和社会科学理论为基础,研究维护、促进、恢复人类健康的护理理论和技能的综合性应用科学。在医疗机构中,医疗护理的质量不仅与护理工作者的护理水平有关,而且与护理管理者的管理水平息息相关。护理管理学作为构成护理教育和指导护理实践的重要学科之一,将管理学的原理和方法应用到了护理领域中,在卫生事业管理中占有举足轻重的地位。近年来,随着人民群众对护理服务需求的日益加大和护理工作模式的转变,临床护理服务的内容和护理学理论、实践研究重点发生了变化,越来越多的新理念、新技术、新方法融入临床护理工作中。

目前,在各级医院中广泛存在着护士经验不足、知识缺乏的年轻化现象,这导致了医疗护理水平的提高出现滞缓。为了让更多的护理工作者掌握扎实的护理理论和实际操作能力,学习护理管理方法,满足广大患者不同层次的健康需要,我们特编写《实用常见疾病护理与护理管理》一书,旨在提高护理工作者在临床护理工作中解决实际问题的能力。

本书由工作在临床一线的护理专家和护理骨干,结合自身多年临床实践与教学经验进行编写。本书首先详细地介绍了基础护理技术和护理管理,而后系统地阐述了心内科护理、呼吸内科护理、普外科护理和妇产科护理,包括疾病的病因、临床表现、辅助检查、治疗原则、护理评估、护理诊断、护理措施、护理评价及健康指导。本书内容丰富,涵盖知识点全面,叙述清晰,重点突出,且融入中西方先进的护理理论与技术,具有科学性、权威性、强指导性的特点,希望可以为广大的护理工作者和护理教学工作提供重要参考。

由于本书参考了众多中西方医学专著,内容较多;加之编写时间仓促,编写风格不尽相同,书中存在的疏漏与不当之处,希望广大读者见谅,并提出意见和建议,以便我们后期修正。

《实用常见疾病护理与护理管理》编委会

2022 年 12 月

目 录

第一章

基础护理技术

第一节 无菌技术

一、无菌包使用技术

(一)目的

保持已经灭菌的物品处于无菌状态。

(二)操作前准备

1.操作人员的准备

操作的护理人员着装整洁,修剪指甲,洗手,戴帽子、口罩。

2.物品准备

准备无菌包、无菌持物钳及容器、治疗盘。

3.操作环境

环境整洁、宽敞。

(三)操作步骤

(1)检查无菌包,核对名称、有效灭菌日期、化学指示胶带颜色、包布情况。

(2)打开无菌包,揭开化学指示胶带或系带,按原折叠顺序逐层打开。

(3)用无菌钳取出物品,将物品放于指定的区域内。

(4)包内有剩余物品,按原折痕包好。

(5)注明开包时间。

(6)一次全部取出包内物品时,将包托在手中打开,另一只手将包布四角抓住,将包内物品妥善放置于无菌区域内。

(7)整理用物。

(四)注意事项

(1)严格遵循无菌操作原则。

(2)将无菌包置于清洁、干燥处,避免潮湿。

(3)打开包布时,手不可跨越无菌区,不可触及无菌面。

(4)注明开包日期,开启后的无菌包使用时间不超过 24 小时。

(五)评价标准

(1)遵循无菌操作原则。

(2)操作过程规范、准确。

二、戴无菌手套

(一)目的

执行无菌操作或者接触无菌物品时需戴无菌手套,以保护患者、预防感染。

(二)操作前准备

1.操作护士的准备

操作护士着装整洁,修剪指甲,洗手,戴帽子、口罩。

2.物品准备

准备一次性无菌手套。

3.操作环境

操作环境要整洁、宽敞。

(三)操作步骤

(1)检查无菌手套的包装、有效期、型号。

(2)打开手套外包装。①分次取手套法:一只手掀起口袋的开口处,另一只手捏住手套的翻折部分(手套内面)取出手套,对准五指戴上。掀起另一只口袋,以戴着无菌手套的手指插入另一只手套的翻折部分,将手套戴好。②一次性取手套法:两手同时掀起口袋的开口处,分别捏住两只手套的翻折部分,取出手套。将两只手套的五指对准,先戴一只手套,再以戴好手套的手指插入另一只手套的翻折部分,以相同方法戴好。

(3)双手对合交叉,调整手套的位置,将手套翻边扣套在工作服的衣袖外面。

(4)脱手套方法:①用戴着手套的手捏住另一只手套污染面的边缘将手套脱下。②用戴着手套的手握住脱下的手套,用脱下手套的手捏住另一只手套清洁面(内面)的边缘,将手套脱下。③用手捏住手套的内面将手套丢至医疗垃圾桶内。

(5)整理用物,洗手。

(四)注意事项

(1)严格遵循无菌操作原则。

(2)戴无菌手套时,应防止手套污染。注意未戴手套的手不可触及手套的外面,戴手套的手不可触及未戴手套的手或者另一只手套的内面。

(3)诊疗护理不同的患者之前应更换手套。

(4)脱手套时,应翻转脱下。

(5)脱去手套后,应按规定程序与方法洗手。戴手套不能替代洗手,必要时进行手消毒。

(6)操作时如果发现手套破损,应及时更换。

(五)评价标准

(1)遵循无菌原则,符合无菌要求。

(2)操作过程规范、熟练。

(3)选择的手套型号适宜,外观平整。

三、铺设无菌器械台

(一)目的

将无菌巾铺在清洁、干燥的器械台上,形成无菌区,放置无菌物品,以备手术使用。

(二)操作前准备

1.操作护士的准备

操作护士着装整洁,修剪指甲,洗手,戴帽子、口罩。

2.物品准备

准备治疗车、无菌持物钳、无菌敷料包、器械包、手术衣及手术需要的物品。

3.操作环境

操作环境宽敞、洁净。

(三)操作过程

(1)核对、检查无菌包。

(2)打开无菌持物钳,标记开启时间。

(3)依次打开无菌敷料包、无菌器械包、无菌手术衣,将其分别铺置于治疗车上。

(4)用无菌持物钳夹取无菌手套,将其置于手术衣旁。

(5)穿手术衣,戴无菌手套。

(6)整理台面,把器械、敷料分别置于无菌台左、右侧。

(7)按医疗垃圾处理废弃物。

(四)注意事项

(1)严格执行无菌技术操作原则,预防交叉感染。

(2)无菌物品不超过器械台边缘。

(3)铺无菌台时身体须远离无菌区 10 cm 以上。

(4)无菌器械台边缘垂下的无菌单前侧比背侧长,无菌单垂缘至少 30 cm。

(五)评价标准

(1)符合无菌操作技术原则及查对制度。

(2)铺置无菌器械台顺序、方向正确。

(3)无菌器械台面平整,无菌物品摆放整齐、合理。

(4)铺置移动无菌台的方法正确。

(5)用物处理得当。

四、铺无菌盘

(一)目的

将无菌巾铺在清洁、干燥的治疗盘内,形成无菌区,放置无菌物品,以供治疗时使用。

(二)操作前准备

1.操作护士的准备

操作护士着装整洁,修剪指甲,洗手,戴帽子、口罩。

2.物品准备

准备治疗盘、无菌包、无菌持物钳及容器、无菌物品。

3.操作环境

操作环境整洁、宽敞。

(三)操作步骤

(1)检查无菌包,核对名称、有效灭菌日期、化学指示胶带颜色、包布情况。

(2)打开无菌包,使用无菌持物钳取出 1 块治疗巾,将其放于治疗盘内。

(3)对剩余物品按原折痕包好,注明开包日期及时间。

(4)将无菌治疗巾双折平铺于治疗盘内,将上层呈扇形折叠到对侧,边缘向外。

(5)放入无菌物品。

(6)将上层盖于物品上,上、下层边缘对齐,对开口处向上翻折,两侧边缘向下翻折。

(7)注明铺盘日期及时间。

(8)整理用物。

(四)注意事项

(1)严格遵循无菌操作原则。

(2)铺无菌盘区域清洁、干燥,避免无菌巾潮湿、污染。

(3)不可跨越无菌区,非无菌物品不可触及无菌面。

(4)注明铺无菌盘的日期、时间。无菌盘的有效期为 4 小时。

(五)评价标准

(1)遵循无菌操作技术原则。

(2)操作轻巧、熟练、规范。

(3)用物放置符合节力及无菌要求。

(4)无菌物品摆放合理,折边外观整齐。

第二节　排痰技术

一、有效排痰法

(一)目的

对不能有效咳痰的患者进行叩背,协助患者排出肺部分泌物,保持呼吸道通畅。

(二)操作前准备

1.告知患者

告知患者操作目的、方法、注意事项、配合方法。

2.评估患者

(1)评估患者的病情、意识状态、咳痰能力、影响咳痰的因素、合作能力。

(2)评估患者的痰液的颜色、性质、量、气味。

(3)评估患者的肺部呼吸音情况。

3.操作护士的准备

操作护士着装整洁,修剪指甲,洗手,戴帽子、口罩。

4.物品准备

准备听诊器、隔离衣、快速手消毒剂,必要时备雾化面罩、雾化液。

5.环境

环境整洁、安静。

(三)操作步骤

(1)穿隔离衣,核对腕带及床头卡。

(2)协助患者取侧卧位或坐位。

(3)叩击患者的胸背部,手指合拢呈杯状,由肺底自下而上、自外向内叩击。

(4)拍背后,嘱患者缓慢深呼吸、用力咳出痰液。

(5)听诊肺部呼吸音清。

(6)协助患者清洁口腔。

(7)整理床单位,协助患者取舒适卧位。

(8)整理用物,脱隔离衣。

(9)洗手,记录,确认医嘱。

(四)注意事项

(1)注意保护胸、腹部伤口,合并气胸、肋骨骨折时禁做叩击。

(2)根据患者的体型、营养状况、耐受能力,合理选择叩击方式、时间和频率。

(3)操作过程中密切观察患者的意识及生命体征变化。

(五)评价标准

(1)患者能够知晓护士告知的事项,对服务满意。

(2)操作过程规范、安全,动作娴熟。

二、经鼻或经口腔吸痰

(一)目的

充分吸出痰液,保持患者呼吸道通畅,确保患者安全。

(二)操作前准备

1.告知患者及其家属

告知患者及其家属操作目的、方法、注意事项、配合方法。

2.评估患者

(1)评估患者的病情、意识状态、生命体征、承受能力、合作程度。

(2)评估患者的双肺呼吸音、痰鸣音、氧疗情况、血氧饱和度、咳嗽能力。

(3)评估患者的痰液的性状。

(4)评估患者的义齿、口腔及鼻腔状况。

3.操作护士的准备

操作护士着装整洁,修剪指甲,洗手,戴帽子、口罩。

4.物品准备

准备治疗车、治疗盘、吸痰包、一次性吸痰管、灭菌注射用水、负压吸引装置一套、隔离衣、快速手消毒剂、污物桶、消毒桶,必要时备压舌板、开口器、舌钳、口咽通气道、听诊器。

5.环境

环境整洁、安静。

(三)操作过程

(1)穿隔离衣,携用物至患者床旁,核对腕带及床头卡。

(2)协助患者取适宜卧位,取下活动义齿。

(3)连接电源,打开吸引器,调节负压吸引压力为 20.0～26.7 kPa(150～200 mmHg)。

(4)戴一次性无菌手套,连接吸痰管。

(5)将吸痰管经口或鼻插入气道(进管时阻断负压),边旋转边向上提拉,每次吸痰时间不超过 15 秒。

(6)吸痰过程中密切观察患者的生命体征、血氧饱和度及痰液情况,听诊呼吸音。

(7)吸痰结束,用手上的一次性手套包裹吸痰管,将吸痰管及手套丢入污物桶。

(8)冲洗管路。

(9)整理床单位,协助患者取安全、舒适体位。

(10)整理用物,按医疗垃圾分类处理用物,给仪器及管路消毒。

(11)脱隔离衣,擦拭治疗车。

(12)洗手,记录,确认医嘱。

(四)注意事项

(1)观察患者的生命体征、血氧饱和度的变化及痰液情况,并准确记录。

(2)遵循无菌原则,插管动作轻柔。吸痰管到达适宜深度前避免负压,逐渐退出的过程中提供负压。

(3)选择粗细、长短、质地适宜的吸痰管。

(4)按需吸痰,每次吸痰时均须更换吸痰管。

(5)患者痰液黏稠时可以配合翻身叩背、雾化吸入,患者发生缺氧症状(如发绀、心率下降)时应停止吸痰,患者休息后再为其吸痰。

(6)吸痰过程中,鼓励并指导清醒患者深呼吸,进行有效咳痰。

(五)评价标准

(1)患者及其家属能够知晓护士告知的事项,并能配合操作。

(2)遵循无菌原则、消毒隔离制度。

(3)操作过程规范、安全、有效,动作轻柔。

三、气管插管吸痰

(一)目的

充分吸出痰液,保持患者呼吸道通畅。

(二)操作前准备

1.告知患者及其家属

告知患者及其家属操作目的、方法、注意事项、配合方法。

2.评估患者

(1)评估患者的病情、意识状态、合作程度。

(2)评估患者的心电监护及管路状况。

3.操作护士的准备

操作护士着装整洁,修剪指甲,洗手,戴帽子、口罩。

4.物品准备

准备治疗车、负压吸引装置一套、一次性吸痰管、无菌生理盐水、隔离衣、快速手消毒剂、污物桶、消毒桶。

5.环境

环境安静、整洁。

(三)操作过程

(1)穿隔离衣,携用物至患者床边,核对患者的腕带及床头卡。

(2)协助患者取仰卧位,将患者的头偏向操作者侧。

(3)吸痰前给予2分钟纯氧吸入。

(4)连接电源,打开吸引器,调节负压吸引压力为20.0～26.7 kPa(150～200 mmHg)。

(5)戴一次性无菌手套,连接吸痰管。

(6)正确开放气道,迅速将吸痰管插入至适宜深度,边旋转边向上提拉,每次吸痰时间不超过15秒。

(7)观察患者的生命体征、血氧饱和度的变化,观察患者痰液的性状、量及颜色,听诊呼吸音。

(8)吸痰结束后再给予纯氧吸入2分钟。

(9)用手上的一次性手套包裹吸痰管,将其丢入污物桶。

(10)冲洗管路并妥善放置。

(11)整理床单位,协助患者取安全、舒适体位。

(12)整理用物,按医疗垃圾分类处理用物。

(13)脱隔离衣,擦拭治疗车。

(14)洗手,记录,确认医嘱。

(四)注意事项

(1)观察患者的生命体征及呼吸机参数的变化,如呼吸道被痰液堵塞,发生窒息,应立即吸痰。

(2)遵循无菌原则,每次吸痰前均须更换吸痰管,应先吸气管内,再吸口鼻处。

(3)吸痰前整理呼吸机管路,倾倒冷凝水。

(4)掌握适宜的吸痰时间。对呼吸机管路每周更换并消毒一次,发现污染严重,随时更换。

(5)注意吸痰管插入是否顺利,遇有阻力时,应分析原因,不得粗暴操作。

(6)选择型号适宜的吸痰管,吸痰管外径应不超过气管插管内径的1/2。

(7)吸痰过程中,鼓励并指导清醒患者深呼吸,进行有效咳痰。

(五)评价标准

(1)患者及其家属能够知晓护士告知的事项,并能配合操作。

（2）遵循无菌技术、标准预防、消毒隔离原则。

（3）护士操作过程规范、安全、有效。

四、排痰机使用

（一）目的

协助排除肺部痰液，预防、减轻肺部感染。

（二）操作前准备

1.告知患者

告知患者操作目的、方法、注意事项、配合方法。

2.评估患者

（1）评估患者的病情、意识状态、耐受能力、心理反应、合作程度。

（2）评估患者的胸部皮肤情况及肺部痰液分布情况。

3.操作护士的准备

操作护士着装整洁，修剪指甲，洗手，戴帽子、口罩。

4.物品准备

准备振动排痰机、叩击头套、快速手消毒剂。

5.环境

环境整洁、安静、私密。

（三）操作步骤

（1）携用物至患者床旁，核对腕带及床头卡。

（2）协助患者取适宜体位。

（3）连接振动排痰机电源，开机。

（4）调节强度、频率。

（5）选择排痰模式（自动和手动），定时。

（6）安装适宜的叩击头及套。

（7）叩击头振动后，方可放于胸部、背部及其两侧并给予适当的压力治疗。

（8）治疗结束，撤除叩击头套。

（9）整理床单位，协助患者取安全、舒适卧位。

（10）整理用物，按医疗垃圾分类处理用物。

（11）洗手，记录，确认医嘱。

（四）注意事项

（1）注意禁止对皮肤感染、有胸部肿瘤、有心内附壁血栓、严重心房颤动、心室颤动、急性心肌梗死、不能耐受振动的患者使用振动排痰机。

(2)密切监测患者病情的变化,如患者感到不适,应及时停止治疗。

(3)应将叩击头置于叩击部位不动,持续数秒,再更换叩击部位,或使叩击头缓慢地在身体表面移动,要避免快速移动,以免影响治疗效果。

(4)根据患者的情况选择治疗时间,一般为5～10分钟。

(五)评价标准

(1)患者及其家属能够知晓护士告知的事项,对服务满意。

(2)注意观察患者的肺部情况。

(3)护士操作过程规范、准确。

第三节 氧疗技术

一、鼻导管或面罩吸氧

(一)目的

纠正各种原因造成的缺氧状态,提高患者的血氧含量及动脉血氧饱和度。

(二)操作前准备

1.告知患者

告知患者操作目的、方法、注意事项、配合方法。

2.评估患者

(1)评估患者的病情、意识、呼吸状态、缺氧程度、心理反应、合作程度。

(2)评估患者的鼻腔状况:有无鼻息肉、鼻中隔偏曲或分泌物阻塞等情况。

3.操作护士的准备

操作护士着装整洁,修剪指甲,洗手,戴帽子、口罩。

4.物品准备

准备治疗车、一次性吸氧管或吸氧面罩、湿化瓶、蒸馏水、氧流量表、水杯、棉签、吸氧卡、笔、快速手消毒剂、污物桶、消毒桶。

5.环境

环境安全、安静、整洁。

(三)操作过程

(1)携用物至患者床旁,核对腕带及床头卡。

(2)协助患者取适宜体位。

(3)清洁双侧鼻腔。

(4)正确安装氧气装置,使管路或面罩连接紧密,确定氧气流出通畅。

(5)根据病情调节氧流量。

(6)固定吸氧管或面罩。

(7)填写吸氧卡。

(8)用氧过程中密切观察患者的呼吸、神志、血氧饱和度及缺氧程度改善情况等。

(9)整理床单位,协助患者取舒适卧位。

(10)整理用物,按医疗垃圾分类处理用物。

(11)擦拭治疗车。

(12)洗手,记录,确认医嘱。

(四)注意事项

(1)保持呼吸道通畅,注意气道湿化。

(2)保持吸氧管路通畅,无打折、分泌物堵塞或扭曲。

(3)面罩吸氧时,检查面部、耳郭皮肤受压情况。

(4)吸氧时先调节好氧流量再与患者连接,停氧时先取下鼻导管或面罩,再关闭氧流量表。

(5)注意用氧安全,尤其是使用氧气筒给氧时注意防火、防油、防热、防震。

(6)对于长期吸氧患者,每天更换一次湿化瓶内蒸馏水,每周给湿化瓶浸泡消毒一次,每次30分钟,然后洗净、干燥以备用。

(7)新生儿吸氧应严格控制用氧浓度和用氧时间。

(五)评价标准

(1)患者能够知晓护士告知的事项,对服务满意。

(2)操作过程规范、安全,动作娴熟。

二、一次性使用吸氧管(OT-MI人工肺)

(一)目的

纠正各种原因造成的缺氧状态,提高患者的血氧含量及动脉血氧饱和度。

(二)操作前准备

1.告知患者及其家属

告知患者及其家属操作目的、方法、注意事项、配合方法。

2.评估患者

(1)评估患者的病情、意识、缺氧程度、呼吸、自理能力、合作程度。

(2)评估患者的鼻腔状况。

3.操作护士的准备

操作护士着装整洁,修剪指甲,洗手,戴帽子、口罩。

4.物品准备

准备治疗车、氧流量表、人工肺、水杯、棉签、快速手消毒剂、吸氧卡、笔,必要时准备吸氧面罩。

5.环境

环境安静、整洁。

(三)操作过程

(1)携用物至患者床旁,核对腕带及床头卡。

(2)协助患者取舒适卧位。

(3)正确安装氧气装置。

(4)清洁鼻腔。

(5)根据病情调节氧流量。

(6)吸氧并固定吸氧管或面罩。

(7)观察患者的缺氧改善情况。

(8)整理床单位,协助患者取舒适、安全卧位。

(9)整理用物,按医疗垃圾分类处理用物。

(10)擦拭治疗车。

(11)洗手,签字,确认医嘱。

(四)注意事项

(1)保持呼吸道通畅,注意气道湿化。

(2)保持吸氧管路通畅,无打折、分泌物堵塞或扭曲。

(3)面罩吸氧时,检查面部、耳郭皮肤受压情况。

(4)吸氧时先调节好氧流量再与患者连接,停氧时先取下鼻导管或面罩,再关闭氧流量表。

(5)注意用氧安全,尤其是使用氧气筒给氧时注意防火、防油、防热、防震。

(6)新生儿吸氧应严格控制用氧浓度和用氧时间。

(五)评价标准

(1)患者及其家属能够知晓护士告知的事项,并能配合,对服务满意。

(2)操作过程规范、安全,动作娴熟。

第四节 导尿技术

一、女患者导尿法

(一)目的

为昏迷、尿潴留、尿失禁或会阴部有损伤者留置尿管以保持局部干燥、清洁,协助临床诊断、治疗、手术。

(二)操作前准备

(1)告知患者和家属操作目的、方法、注意事项、配合方法及可能出现的并发症。

(2)患者签知情同意书。

(3)评估患者的病情、意识状态、自理能力、合作程度及耐受力,评估膀胱充盈度,评估会阴部的清洁程度及皮肤黏膜状况。

(4)操作护士着装整洁,修剪指甲,洗手,戴帽子、口罩。

(5)准备治疗车、一次性导尿包、一次性多用巾、快速手消毒剂、隔离衣、污物桶、消毒桶,必要时准备会阴冲洗包、冲洗液、便盆。

(6)环境整洁、安静、私密,温度适宜。

(三)操作过程

(1)穿隔离衣,携用物至患者床边,核对患者腕带及床头卡。

(2)关闭门、窗。

(3)协助患者摆好体位,取仰卧屈膝位,脱去患者的对侧裤腿,将其盖在近侧腿部。

(4)患者两腿外展,暴露会阴部。

(5)将多用巾铺于患者的臀下,打开导尿包外包装,将消毒物品置于患者的两腿之间。

(6)一只手戴手套,将碘伏棉球放入消毒弯盘内,另一只手持镊子依次给阴阜、双侧大阴唇、双侧小阴唇和尿道口消毒(每个棉球限用1次),顺序为由外向内、自上而下。

(7)脱手套,处理用物,用快速手消毒剂给双手消毒。

(8)将导尿包置于患者的双腿之间,打开,形成无菌区。

(9)戴无菌手套,铺孔巾。

(10)检查气囊,将导尿管与引流袋连接以备用。将碘伏棉球放于无菌盘内,用液状石蜡纱布润滑导尿管前端至气囊后4~6 cm。

(11)用纱布分开并固定小阴唇,再次按照无菌原则给尿道口、双侧小阴唇内侧消毒,将最后一个棉球在尿道口停留10秒。

(12)更换镊子,夹住导尿管,将其插入尿道内4~6 cm,见尿后再插入5~7 cm,夹闭导尿管开口。

(13)按照导尿管标明的气囊容积向气囊内缓慢注入无菌生理盐水,轻拉尿管有阻力后,连接引流袋。

(14)摘手套,妥善固定引流管及尿袋,使尿袋的位置低于膀胱,在导尿管标识处注明置管日期。

(15)整理床单位,协助患者取舒适卧位。

(16)整理用物,按医疗垃圾分类处理用物。

(17)脱隔离衣,擦拭治疗车。

(18)洗手,记录置管日期,尿液的量、性质、颜色等,确认医嘱。

(四)注意事项

(1)严格执行查对制度和无菌操作技术原则。

(2)保护患者的隐私。

(3)对膀胱高度膨胀且极度虚弱的患者,第一次放尿不得超过1 000 mL,以免膀胱骤然减压引起血尿和血压下降。

(4)为女患者插导尿管时,如导尿管误入阴道,应另换无菌导尿管重新插管。

(5)插入导尿管动作要轻柔,以免损伤尿道黏膜。

(6)维持密闭的尿路排泄系统在患者的膀胱水平以下,避免挤压尿袋。

(五)评价标准

(1)患者及其家属知晓护士告知的事项,对操作满意。

（2）遵循查对制度，符合无菌操作技术原则、标准预防原则。

（3）操作规范、安全，动作娴熟。

（4）导尿管与尿袋连接紧密，引流通畅，固定稳妥。

二、男患者导尿法

（一）目的

其目的与女患者导尿法的目的相同。

（二）操作前准备

评估男患者有无前列腺疾病等引起尿路梗阻的情况，其余操作前准备与女患者导尿法的操作前准备相同。

（三）操作过程

（1）穿隔离衣，携用物至患者床边，核对患者腕带及床头卡。

（2）关闭门、窗。

（3）协助患者摆好体位，取仰卧屈膝位，脱去患者的对侧裤腿，将其盖在近侧腿部。

（4）患者两腿外展，暴露会阴部。

（5）将多用巾铺于患者的臀下，打开导尿包外包装，将消毒物品置于患者的两腿之间。

（6）一只手戴手套，将碘伏棉球放入消毒弯盘内，另一只手持镊子依次给阴阜、阴茎、阴囊消毒。用纱布裹住患者的阴茎，使阴茎与腹壁呈 60°，将包皮向后推，暴露尿道口，用碘伏棉球由内向外螺旋式给尿道口、龟头及冠状沟消毒 3 次，每个棉球限用 1 次。

（7）脱手套，处理用物，用快速手消毒剂给双手消毒。

（8）将导尿包置于患者的双腿之间，打开，形成无菌区。

（9）戴无菌手套，铺孔巾。

（10）检查气囊，将导尿管与引流袋连接以备用。将碘伏棉球放于无菌盘内，用液状石蜡纱布润滑尿管前端至气囊后 20～22 cm。

（11）一只手持纱布包裹阴茎后将阴茎稍提起，和腹壁呈 60°，将包皮后推，暴露尿道口。以螺旋方式给尿道口、龟头、冠状沟消毒 3 次，每个棉球限用一次，将最后一个棉球在尿道口停留 10 秒。

（12）提起阴茎，使其与腹壁呈 60°，更换镊子持导尿管，对准尿道口轻轻插入

20～22 cm,见尿后再插入 5～7 cm。

(13)按照导尿管标明的气囊容积向气囊内缓慢注入无菌生理盐水,轻拉尿管有阻力后,撒孔巾。

(14)摘手套,妥善固定引流管及尿袋,使尿袋的位置低于膀胱,导尿管应有标识并注明置管日期。

(15)整理床单位,协助患者取舒适卧位。

(16)整理用物、按医疗垃圾分类处理用物。

(17)脱隔离衣,擦拭治疗车。

(18)洗手,记录置管日期,尿液的量、性质、颜色等,确认医嘱。

(四)注意事项

(1)严格执行查对制度和无菌操作技术原则。

(2)保护患者的隐私。

(3)对膀胱高度膨胀且极度虚弱的患者,第一次放尿不得超过 1 000 mL,以免膀胱骤然减压引起血尿和血压下降。

(4)插入导尿管动作要轻柔,以免损伤尿道黏膜。

(5)男患者的包皮和冠状沟易藏污垢,导尿前要彻底清洁。插入导尿管前建议使用润滑止痛胶,插管遇阻力时切忌强行插入,必要时请专科医师插管。

(五)评价标准

(1)患者及其家属知晓护士告知的事项,对操作满意。

(2)遵循查对制度,符合无菌操作技术原则、标准预防原则。

(3)操作规范、安全,动作娴熟。

(4)导尿管与尿袋连接紧密,引流通畅,固定稳妥。

第二章

护理管理

第一节 门诊护理管理

一、门诊护士服务规范

(一)护士仪表

(1)护士仪表端庄文雅,淡妆上岗,给人以亲切、纯洁、文明的形象。

(2)工作衣帽干净、整洁,勤换洗,正确佩戴胸牌(左上方)。

(3)头发保持清洁、整齐,短发前不遮眉,后不过领,长发者需盘起。

(4)保持手部清洁,不留长指甲,不涂指甲油。

(5)穿护理部、门诊部统一发放的白色鞋子和肤色袜子,并保持鞋子、袜子清洁无破损,不穿高跟鞋、响声鞋。

(6)饰物:上班期间除项链、耳钉外,不佩戴其他首饰。

(7)外出期间着便装,不穿工作服进食堂就餐或出入其他公共场所。

(二)文明服务规范

(1)仪表端庄、整洁,符合医院职业要求,挂胸牌上岗。准时到岗,不擅离工作岗位,不聚堆聊天,专心工作。

(2)接待患者态度亲切,服务热心。有问必答,首句普通话,首问负责制,主动服务,语言规范。

(3)预检护士熟悉普通、专科、专家门诊出诊时间,为患者提供正确的预检服务。

(4)巡回护士站立服务,根据就诊患者人数,及时进行引导和疏导服务,并保持两次候诊秩序良好。

(5)对政策照顾对象,按政策要求予以照顾就诊。

(6)对老、弱、残、孕等行动不便患者提供迎诊服务及搀扶服务和陪诊服务。

(7)各楼层免费提供饮用水和一次性水杯,并实行其他便民服务措施。

(8)发现问题主动联系相关部门,尽可能为患者提供方便,帮助解决问题,不推卸责任,不推诿患者,构建和谐医患关系。

(9)尊重患者的人格与权利,尊重其隐私,保守医密。

(10)注重自我修养,树立为患者服务意识,展现良好的医德、医风和精益求精的职业风范。

(11)开展健康教育,以不同形式:讲座、咨询等。

(12)接待患者和服务对象时,使用礼貌用语,语言坦诚亲切,带有安慰性的讨论,电话热线等,为患者提供健康教育服务。

(三)护士礼貌用语

(1)护士与人交谈时要保持稳定情绪和平和心态,做到自然大方。

(2)牢记和熟练运用服务用语"十声九字",不对患者使用"四语"。①"十声":问候声、欢迎声、致谢声、征询声、应答声、称赞声、评价声、祝贺声、道歉声、送别声。②"九字":您好、欢迎、谢谢、对不起。③"四语":蔑视语、烦躁语、否定语、斗气语。

二、门诊护理工作质量标准

(1)护士岗位要求:仪表端庄,挂胸牌上岗,准时到岗,不擅离岗位。

(2)对患者态度亲切,服务热情,不生硬、不推诿。

(3)主动服务,语言规范,有问必答,首句普通话,首问负责制,无患者投诉。

(4)患者就诊服务流程为预检、挂号、候诊、就诊。

(5)预检护士挂号前 10 分钟开始预检。护士熟悉普通、专科、专家门诊时间。正确分诊,做到"一问、二看、三检查、四分诊、五请示、六登记"。对传染病患者及时分诊隔离。

(6)巡回护士站立服务,根据就诊人数,及时进行疏导,并根据工作安排,进行健康教育。

(7)候诊区环境整洁,就诊秩序良好,有两次候诊流程。

(8)各诊室内环境整洁,秩序良好,单人诊室内一医一患;多人诊室内诊台、诊察床有遮隔设施、诊察床单位整洁,患者使用后及时更换。

(9)治疗室清洁、整洁,物品放置有序,标识清楚,严格按《医院消毒隔离质量标准》工作。医用垃圾分类正确。

(10)各楼层有"便民服务措施",对政策照顾对象按政策照顾就诊。对病重、老、弱、残、孕和行动不便者提供迎诊服务、陪诊服务和搀扶服务。免费提供饮用水和一次性水杯。

三、门诊预检分诊管理

(1)预检护士由资深护士担任,同时具有高度的责任心。严格遵守卫生管理法律、法规和有关规定,认真执行临床技术操作规范以及有关工作制度。

(2)患者来院就诊,预检护士严格按照"一看、二问、三检查、四分诊、五请示、六登记"原则,正确分诊。

(3)根据《中华人民共和国传染病防治法》有关规定,预检护士对来就诊患者预先进行有关传染病方面的甄别、检查与分流。发现传染病或疑似传染病患者,通知专科医师到场鉴别,排除者到相应普通科就诊;疑似者发放口罩、隔离衣等保护用具,专人护送到特定门诊,并对接诊区进行消毒处理。由特定门诊预检护士按要求通知医务处、防保科、门诊办公室,并做好传染病登记工作。

(4)如遇患者病情突变急需抢救时,预检护士立即联系医师就地抢救;同时联系急诊,待病情许可,由专人护送至急诊。

(5)遇突发事件,预检护士立即通知医务处、护理部、门诊办公室,按相关流程启动应急预案。

四、发热门诊管理

(1)在门诊部和急诊室设立预检分诊处,在醒目处悬挂清晰的发热预检标识。急诊室预检工作实行 24 小时值班制,做好患者信息登记。经预检查出的发热患者,由预检处的工作人员陪送到发热门诊。

(2)发热门诊相对独立,并有明显标识,配有专用诊室、留观室、抢救设施、治疗室、放射线摄片机、检验室、厕所。

(3)发热门诊设有双通道,工作人员和患者从不同路径出入发热门诊。有明确的清洁、半污染和污染区划分,设置有效屏障,安装非接触式洗手装置。

(4)医师和护士须经过专业培训,合格后方可上岗。

(5)医务人员须准时上岗,24 小时均按排班表落实。不擅自离岗,不以任何理由延误开诊。如确有特殊情况,必须提前一天向医务部及门诊部请假,由医务部安排其他人员。

（6）坚持首诊负责制，对每个发热患者必须首先进行详细的流行病学资料收集及认真检查，根据流行病学资料、症状和体征、实验室检查和肺部影像学检查综合判断进行临床诊断，避免漏诊。

（7）严格执行疫情报告制度，一旦出现可疑患者，在第一时间内进行隔离观察、治疗（一人一室一消毒），并立即向医务科报告。遇有疑难病症，及时会诊，以免延误病情。

（8）确诊或疑似病例，必须立即按程序上报，6小时内报当地疾病控制中心，并同时填写传染病疫情报告卡，不得延误或漏报。

（9）严格执行交接班制度，并做好患者信息登记以及转运交接记录。

（10）医务人员在岗时做好个人防护，接触患者（含疑似患者）后，及时更换全套防护物品。

（11）进入发热门诊就诊患者应在医务人员指导下做好相应防护。

（12）诊室保证通风良好和独立的空调系统，每天常规进行空气消毒、定时消毒地面、物品表面。患者离去后立即进行终末消毒处理。

（13）医务人员防护、设备消毒、污染物品处理等，按卫健委统一文件执行。

五、肠道门诊管理

（1）认真学习《中华人民共和国传染病防治法》及有关肠道传染病业务知识，按要求完成培训。

（2）认真填写门诊日志。对前来就诊的腹泻患者建立肠道门诊卡，并逐例按腹泻患者专册登记项目要求登记，每天核对。专卡、专册、登记册保存3年。

（3）做好肠道传染病的登记工作。按规定时间向防保科报出传染病报告卡，并做好交接记录。疑似或确诊甲类传染病立即电话报告防保科。

（4）每月填写"肠道门诊月报表"交防保科、卫生防疫站，并留存一份。

（5）肠道门诊对就诊患者认真询问腹泻病史、流行病史及进行必须体征、粪常规检查，做到"有泻必采，有样必检"。对6种可疑对象进行霍乱弧菌培养。对确诊或疑似细菌性痢疾病者及重点职业（幼托儿童保育员、饮食从业人员、水上作业人员、与粪便接触从业人员）腹泻患者需进行细菌性痢疾培养。

（6）发现食物中毒、集体性腹泻（3例以上，含3例）病例立即电话报告卫生防疫站和卫生监督所。

（7）加强肠道门诊日常消毒隔离工作，严格按"消毒隔离规范""肠道门诊医院感染管理制度"执行,防止医院内感染发生。对患者呕吐物、粪便和"检后标本",以及被污染物品、场所及废弃物应立即进行相应消毒隔离处理。对重症腹泻患者立即隔离,防止疾病蔓延、扩散。

六、门诊换药室、治疗室管理

(1)换药室、治疗室的布局合理,清洁区、污染区分区明确,标志清楚。

(2)环境清洁、干燥,有专用清洁工具,每天2次清洁地面。如有脓、血、体液污染,及时用2 000 mg/L含氯消毒液擦拭消毒。

(3)护士按各自岗位职责工作,无关人员不得入内。

(4)严格执行无菌技术操作规程,每次操作前后洗手。各种治疗、护理及换药操作按清洁伤口、感染伤口分区域进行,无菌物品必须一人一用,换药时要戴手套。

(5)无菌物品按消毒日期前后顺序使用,摆放整齐,有效期为2周,梅雨季节为1周。使用后的器械、换药用具等物品,统一送供应室处理。置于无菌罐中的消毒物品(棉球、纱布等)一经打开,使用时间最长不超过24小时,提倡使用小包装。疑似过期或污染的无菌物品需重新消毒,不得使用。

(6)治疗车上物品应摆放有序,上层为清洁区、下层为污染区。车上应备有快速手消毒液或消毒手套。

(7)破伤风、气性坏疽、铜绿假单胞菌感染、传染性等特殊伤口应在特殊感染换药室进行。使用一次性换药器具。换药后敷料及换药器具放入带有警示标识的双层黄色垃圾袋,换药室进行紫外线空气消毒,地面用2 000 mg/L含氯消毒液擦拭。

(8)污染敷料和使用过的一次性医疗废弃物丢入黄色垃圾袋,由专人收取、处理并交接登记。

(9)换药室、治疗室每天紫外线进行空气消毒,做好记录。

(10)每天开窗通风,保持空气流通。

七、入院处管理

入院处是医院的一个特殊窗口,是住院患者必经的中间环节,与医院其他部门有着纵横交错的联系。为确保患者的合法权利,提高入院处的服务质量,制订下列管理规范。

(一)常规工作规范

(1)每天上班即与各病区办公室护士或护士长联系当天出院情况,了解床位调整,确定收治床位。按流程为已有确定床位的患者办理全套入院手续。

（2）接受患者入院登记,填写入院须知(兼入院通知单)并交给患者。对于要办理特殊手续患者作重点指导。

（3）普通患者住院采取预约制,按照时间先后顺序处理;在入院通知单上告知住院需等待以及办理入院时所需要携带的相关证件和日常生活必需品;对急诊或有紧急需求患者,优先安排入院。

（4）按照当天床位情况,尽早安排。及时通知患者入院,使患者有较充裕的准备时间。

（5）热情接待登记患者,如无床位,做好解释工作,帮助患者了解入院手续。

（6）热情接待患者的查询(来电、来人),耐心听取患者倾诉。对患者及家属提出的疑问耐心解释,做到有问必答。

（7）加强与各科医师及病区护士联系,根据登记患者的男女比例及时调整床位。

（8）每天整理各科入院登记卡,对于登记时间较长的入院登记卡要定期处理、清理。

(二)办理登记流程

（1）患者首先在门诊或急诊挂号、就诊。

（2）医师评估患者疾病后,对于符合收治标准的患者开具入院登记卡,入院处按相关规定安排入院。

（3）核对医师在入院登记卡上填写的基本信息、科别、疾病诊断、医师签名、入院前相关内容告知等。项目无遗漏,由患者或其家属签名确认,并在入院卡上填写联系电话。

（4）入院处工作人员收下住院卡,认真填写入院须知(兼入院通知单),交给患者,并告知患者相关内容:等候入院电话通知,办理入院手续时带好相关证件、预付款、物品。

(三)办理入院流程

（1）患者接到电话通知后,持入院通知单到入院处办理入院手续,同时出示门诊就医磁卡(医保卡)、门诊病历本,患者本人必须到院。

（2）入院处收回入院通知单,电脑登录患者信息(姓名、性别、诊断及病区等),复印患者本次入院的门诊病历,并置于住院病历中。

（3）患者到财务窗口交住院预付款,并正确填写入院凭证上的基本信息(姓名、现住址、联系电话、联系人姓名等)。

(4)患者须出示身份证(医保卡)、入院登记卡、入院凭证,由工作人员电脑输入上述详细信息并打印病案首页、床头卡及腕带。

(5)完成入院登记手续,按照相关规定使患者安全进入病区。如行动不便、病情较重或沟通困难,由入院处工作人员护送至病区,并与病区护士做好交接手续。

八、特需门诊管理

特需门诊是医院为满足患者特殊需求而开设的门诊。除了具备普通门诊的功能之外,更着重于为患者提供优质的一条龙服务,减少就诊中间环节,缩短候诊时间。挂号、就诊、交费、取药等环节均有专人指引、陪伴,过程相对快捷、方便,为患者提供更温馨、舒适的就诊服务。

(一)严格的专家准入条件

特需门诊专家应是副高级以上卫生技术职称并经医院聘任的有长期临床工作经验的医师。医院建立专家准入制,由门诊办公室和所属科室双重审核,根据专业特长、学术成就、科研成果及同行认可,确认专家资格,方可准入。

(二)特需门诊的规范管理

1.环境管理

特需门诊要有较好的环境,候诊时应有较大的空间。环境布置要人性化,候诊室有鲜花、盆景、软硬候诊椅、饮水机、一次性水杯、中央空调,并设有健康教育栏和多媒体健康宣教;专家介绍栏展出专家照片、简历,公开专家技术职称、专业特长及诊治范围,有利于患者择医,为患者创造一个温馨的就医环境。

2.诊室管理

开设独立的、符合有关规定的诊室,严格一医一患,制订具体的接诊时间,由专人负责各诊室的管理。

3.挂号管理

特需门诊的挂号由电脑统一进行,登记姓名、性别、年龄、地址、就诊时间、科别等,防止专家号被倒卖,损害患者利益。同时,开展实名制预约挂号服务,可以定人、定时,使患者有计划就诊。

4.专家管理

(1)要求专家保证出诊时间,请假需提前3个工作日。严格执行工作制度及医疗质量控制标准,做到首诊负责制,合理检查与用药,杜绝人情方、大处方。对就诊人数实行定额管理,以保证特需门诊的诊疗质量。

（2）对违反相应规定的医务人员严肃处理,以保证患者权利。

5.护理人员管理

仪表端庄、举止优美;资深护士业务能力强,具有全科知识,准确分诊;及时解决各类问题,发现和化解矛盾,合理安排就诊,保证就诊的有序进行。

九、门诊患者及家属健康教育规划

门诊健康教育是通过有计划、有组织、有系统的信息传播和行为干预,促使患者及家属自觉地采纳有益于健康的行为和生活方式,消除或减轻影响健康的危险因素,预防疾病、促进健康、提高生活质量。

(一)门诊健康教育的目的

通过健康教育稳定患者情绪,维持良好医疗程序。同时让患者获得卫生保健知识,树立健康观念,自愿采纳有利于健康的行为和生活方式。

(二)门诊健康教育的服务对象

门诊患者及家属。

(三)门诊健康教育的策略

（1）因人、因病实施健康教育,并将健康教育伴随医疗活动的全过程。在就诊过程中,护士随时与患者进行交谈,针对不同需求,进行必要而简短的解释、说明、指导、安慰。

（2）健康教育内容精炼、形式多样,具有针对性和普遍性。

(四)门诊健康教育的形式

1.语言教育方法

健康咨询、专题讲座、小组座谈。

2.文字教育方法

卫生标语、卫生传单、卫生小册子、卫生报刊、卫生墙报、卫生专栏、卫生宣传画。

3.形象化教育方法

图片、照片、标本、模型、示范、演示等。

4.电化教育方法

广播、投影、多媒体等。

(五)门诊健康教育的方法

1.接诊教育

在分诊过程中通过与患者交流,了解心理、识别病情的轻重缓急,安排患者就诊科室。

2.候诊教育

护士对候诊患者进行健康知识宣教,设置固定的健康教育课程,内容以常见病、多发病、流行病的防治知识为主,形式多样、内容精炼、语言通俗易懂。通过健康教育安定患者情绪,向患者及家属传播卫生科学常识及自我保健措施。

第二节　病区护理管理

一、病区的设置和布局

每个病区设有病室、危重病室、抢救室、治疗室、护士办公室、医师办公室、配膳室、盥洗室、浴室、库房、洗涤间、厕所及医护休息室和示教室等。有条件时应设置学习室、娱乐室、会客室和健身室。

二、病区的环境管理

医院的物理环境有以下几方面。

(一)空间

为了保证患者有适当的活动空间,以及方便治疗和护理,病床之间的距离不得少于 1 m。床与床之间应有围帘,必要时进行遮挡,保护患者隐私。

(二)室温

一般来说,保持 18~20 ℃的室温较为适宜。新生儿及老年人,维持室温在 22~24 ℃为宜。

(三)湿度

湿度为空气中含水分的程度,一般指相对湿度。病室湿度一般以 50%~60%为宜。湿度过高或过低时,均对患者不利。

(四)光线

病室采光分为自然光源及人工光源两种。充足的光线有利于观察患者、进行诊疗和护理工作。普通病室除有吊灯外,还应有床头灯、地灯装置,既能保证患者自用和夜间巡视时进行工作,又不影响患者的睡眠。此外,还应备有一定数量的鹅颈灯,以适应不同角度的照明,为特殊诊疗提供方便。

(五)音响

音响是指声音存在的情况。根据世界卫生组织(WHO)规定噪声的标准,白天医院较为理想的噪声强度应维持在 35~45 dB。护理人员在说话、行走和工作时尽量做到"四轻",同时要向患者及家属宣传保持病室安静的重要性,共同为患者创造一个良好的休养环境。在杜绝噪声的同时,也应避免绝对的寂静。

(六)通风

通风换气可使室内空气与外界空气交换,增加氧含量,降低二氧化碳在空气中的浓度,以保持室内空气新鲜,通风还能调节室内的温度和湿度,刺激皮肤血液循环,促进汗液的蒸发和热的散失,增加患者的舒适感。一般情况下,开窗通风 30 分钟即可达到置换室内空气的目的。通风时注意保护遮挡患者,避免直接吹风导致感冒,冬季通风时要注意保暖。

(七)装饰

病室布置应以简洁美观为主,有条件的医院可以根据各病室的不同需求来设计和配备不同颜色,并应用各式图画、各种颜色的窗帘、被单等来布置病室,这样不仅使人感觉身心舒适,还可产生特殊的治疗效果。一般病室上方墙壁可涂白色,下方可涂浅蓝色。病室的走廊可适当摆放一些绿色植物、花卉盆景等以美化病室环境,增添生机。

医院是社会的一个组成部分,也是就诊患者集中的场所。患者住院后对接触的人员、院规、陈设、声音及气味等会感到陌生和不习惯,以致产生一些不良的心理反应。所以,认真评估患者心理、社会方面的需求并予以满足,帮助患者建立和维持良好的人际关系,消除其不良的心理反应,使其尽快适应医院的社会文化环境是护士的基本职责之一。

医院常见不安全因素包括物理性损伤、化学性损伤、生物性损伤、心理性损伤、医源性损伤等,护士需随时对威胁患者安全的环境保持警觉,并及时给予妥善处理。

第三节 护理质量管理

一、概述

(一)护理质量管理的概念

1.质量概念

质量通常有两种含义,一是指物体的物理质量,另外是指产品、工作或服务的优劣程度。现在讲的护理质量是后者。从后者的定义可以看出,质量不仅指产品的质量,也包括服务质量。服务包括技术性服务,也包括社会性服务。在医疗护理服务中,既有技术服务质量,也有社会服务质量。质量概念产生于人们的社会生产或社会服务中,质量具有以下特性。

(1)可比较性:可比较性是指质量是可分析比较和区别鉴定的。同一服务项目有的深受用户满意,有的导致用户意见很大。同一规格、型号的产品有的加工精细,有的粗糙,有的使用寿命长,有的寿命短,这种差别是比较的结果。人们可运用比较与鉴别的方法来选择质量好的产品和服务。因而,人们对产品或服务质量预定的标准,便于他们进行对比、鉴定。有的产品或服务可以进行定量分析,有的产品或服务只能进行定性分析,我们由此分别称之为计量和计数质量管理。在医院管理中,对生化的质量控制、药品质量控制是计量质量管理,而更多的是定性分析和计数判定的质量管理。

(2)客观规定性:质量有它自身的形成规律,人们是不能强加其上的。客观标准必须符合客观实际,离开客观实际需要的质量标准是无用的。质量受客观因素制约,在经济和技术发达的国家或地区所生产的产品及所提供的服务质量要比经济技术不发达的国家或地区好。同一经济技术水平的行业和部门人员素质高,管理科学严格,其产品质量或服务质量较好,相反就差。由此可见质量的客观规定性。

2.护理质量管理

质量管理是对确定和达到质量所必需的全部职能和活动的管理。其中包括质量方针的制订,所有产品、服务方面的质量保证和质量控制的组织和实施。

所谓护理质量,是指护理工作为患者提供护理技术和生活服务效果的程度,即护理效果的好坏反映护理质量的优劣。护理质量是护理工作"本性"的集中体现。护理质量反映在护理服务的作用和效果方面。它是通过护理服务的计划和实施过程中的作用、效果的取得经信息反馈形成的,是衡量护理人员素质、护理领导管理水平、护理业务技术水平和工作效果的重要标志。

有关专家认为,医院护理质量包括以下几个方面:①是否树立了护理观念,即从患者整体需要去认识患者的健康问题,独立主动地组织护理活动,满足患者的需要。②患者是否达到了接受检查、治疗、手术和自我康复的最佳状态。③护理诊断是否全面、准确,是否随时监护病情变化及心理状态的波动和变化。④能否及时、全面、正确地完成护理程序、基础护理和专科护理,且形成了完整的护理文件。⑤护理工作能否在诊断、治疗、手术、生活服务、环境管理及卫生管理方面发挥协同作用。

护理质量管理按工作所处的阶段不同,可分为基础质量管理、环节质量管理和终末质量管理。

(1)基础质量管理:基础质量管理包括人员、医疗护理技术、物质、仪器设备、时间的管理。①人员:人员素质及行为表现是影响医疗护理质量的决定因素。人员的思想状况、行为表现、业务水平等都会对基础医疗质量产生重要影响,而医务人员的业务水平和服务质量则起着至关重要的作用。②医疗护理技术:包括医学和护理学理论、医学和护理学实践经验、操作方法和技巧。医、护、技、生物医学和后勤支持系统等高度分工和密切协作,各部门既要自成技术体系,又要互相支持配合,才能保障高水平的医疗护理质量。③物质:医院所需物质包括药品、医疗器械、消毒物品、试剂、消耗材料及生活物资等。④仪器设备:现代医院的仪器设备对提高医疗护理质量起着重要作用。包括直接影响质量的诊断检测仪器、治疗仪器、现代化的操作工具、监护设备等。⑤时间:时间就是生命,时间因素对医疗护理质量有十分重要的影响。它不仅要求各部门通力合作,更主要的是体现高效率,各部门都要争分夺秒,为患者提供及时的服务。

(2)环节质量管理:环节质量管理是保证医疗护理质量的主要措施之一,是各种质量要素通过组织管理所形成的各项工作能力。环节质量管理包括对各种服务项目、工作程序或工序质量进行管理。

(3)终末质量管理:终末质量管理是对医疗护理质量形成后的最终评价,是对整个医院的总体质量的管理。每一单项护理工作的最后质量,可以通过某种质量评价方法形成终末医疗质量的指标体系来评价。终末质量管理虽然是对医疗质量形成后的评价,但它可将信息反馈于临床,对下一循环的医疗活动具有指导意义。

(二)护理质量管理的意义

护理质量管理是护理工作必不可少的重要保证。护理工作质量的优劣直接关系到服务对象的生命安危,因此护理质量保证是护理工作开展的前提。提高护理工作质量是护理管理的核心问题,通过实施质量管理、质量控制,可以有效地保证和提高护理质量。另外,护理质量是医院综合质量的重要组成部分,实施护理质量管理是促进医疗护理专业发展、提高科学管理的有效举措。随着现代医学科学的发展,护理工作现代化也势在必行,现代医学模式要求护理工作能提供全面的、整体的、高质量的护理,以满足患者身心各方面的需求,这就不仅要求护理人员全面掌握知识,提高专业水平,而且要有现代化的质量管理。建立质量管理体系是现代化管理的重要标志,所以,护理质量管理不仅对开展护理工作具有重要意义,而且对于促进护理学科的发展和提高人员的素质也具有深远意义。

(三)护理质量管理的特点

护理质量管理的特点包括以下几个方面。

1.护理质量管理的广泛性和综合性

护理质量管理具有有效服务工作质量、技术质量、心理护理质量、生活服务质量及环境管理、生活管理、协调管理等各类管理质量的综合性,其质量管理的范围是相当广泛的。因此,不应使护理质量管理局限在临床护理质量管理的范围内,更不应该仅是执行医嘱的技术质量管理。这一特点,充分反映了护理质量管理在医院服务质量管理方面的主体地位。

2.护理质量管理的程序性与连续性

护理质量是医疗质量和整个医院工作质量中的一个大环节的质量。在这个大环节中,又有若干工作程序质量。例如,中心供应室的工作质量就是一道完整的工作程序质量,临床诊断、治疗等医嘱执行的技术质量,也是这些诊断、治疗工作质量的工作程序质量。工作程序质量管理的特点,就是在质量管理中承上启下,其基本要求就是对每一道工作程序的质量进行质量把关。不论护理部门各道工作程序之间或是护理部门与其他部门之间,都有工作程序的连续性,都必须加强连续的、全过程的质量管理。

3.护理质量管理的协同性与独立性

护理工作既与各级医师的诊断、治疗、手术、抢救等医疗工作密不可分,又与各医技科室、后勤服务部门的工作有着密切联系。大量的护理质量问题,都从它与其他部门的协调服务和协同操作中表现出来,因此,护理质量管理必须加强与其他部门协同管理。另外,护理质量不只是协同性的质量,更有其相对的独立性,因此护理质量必须形成一个独立的质量管理系统。

二、护理质量管理的基本方法

(一)质量管理的基本工作

进行质量管理工作必须具备的一些基本条件、手段和制度,是质量管理的基础。护理质量管理也不例外。

首先,要重视质量教育,使全体人员树立"质量第一"的思想。质量管理教育包括两个方面:一是技术培训,二是质量管理的普及宣传和思想教育。通过教育要达到以下目的:①克服对质量管理认识的片面性,进一步理解质量管理的意义,树立质量管理人人有责的思想。②使每个护理人员掌握有关的质量标准、管理方法和质量管理的工具,如会看图表等。③使全体人员弄清质量管理的基本概念、方法及步骤。

除进行质量管理教育外,还要建立健全质量责任制,即将质量管理的责任明确落实到各项具体工作中,使每个护理人员都明白自己在质量管理中所负的责任、权力、具体任务和工作关系,在其位,任其责,形成质量管理的体系,并与奖惩制度联系起来。

(二)质量管理的工作循环

全面质量管理保证体系运转的基本方式是以 PDCA(计划-实施-检查-处理)的科学程序进行循环管理的。它是 20 世纪 50 年代由美国质量管理专家戴明根据信息反馈原理提出的全面质量管理方法,故又称戴明循环。

1.PDCA 循环的步骤

PDCA 循环包括质量保证系统活动必须经历的 4 个阶段 8 个步骤,其主要内容如下。

(1)计划阶段:计划阶段包括制订质量方针、目标、措施和管理项目等计划活动,在这阶段主要是明确计划的目的性、必要性。这一阶段分为 4 个步骤:①调查分析质量现状,找出存在的问题。②分析影响质量的各种因素,查出产生质量问题的原因。③找出影响质量的主要因素。④针对主要原因,拟定对策、计划和措施,包括实施方案、预计效果、时间进度、负责部门、执行者和完成方法等内容。

(2)执行阶段:执行阶段是管理循环的第五个步骤。它是按照拟定的质量目标、计划、措施具体组织实施和执行,即脚踏实地按计划规定的内容去执行的过程。

（3）检查阶段：第三阶段即检查阶段，是管理循环的第六个步骤。它是把执行结果与预定的目标对比，检查拟定计划目标的执行情况。在检查阶段，应对每一项阶段性实施结果进行全面检查、衡量和考查所取得的效果，注意发现新的问题，总结成功的经验，找出失败的教训，并分析原因，以指导下一阶段的工作。

（4）处理阶段：处理阶段包括第七、八个两个步骤。第七个步骤为总结经验教训，将成功的经验加以肯定，形成标准，以便巩固和坚持；将失败的教训进行总结和整理，记录在案，以防再次发生类似事件。第八个步骤是将不成功和遗留的问题转入下一循环中去解决。

PDCA 循环不停地运转，原有的质量问题解决了又会产生新的问题，问题不断产生而又不断解决，如此循环不止，这就是管理不断前进的过程。

2.PDCA 循环的特点

（1）大环套小环，互相促进。整个医院是一个大的 PDCA 循环，那么护理部就是一个中心 PDCA 循环，各护理单位如病房、门诊、急诊室、手术室等又是小的 PDCA 循环。大环套小环，直至把任务落实到每一个人；反过来小环保大环，从而推动质量管理不断提高。

（2）阶梯式运行，每转动一周就提高一步。PDCA 4 个阶段周而复始地运转，而每转一周都有新的内容与目标，并不是停留在一个水平上的简单重复，而是阶梯式上升，每循环一圈就要使质量水平和管理水平提高一步。PDCA 循环的关键在于"处理这个阶段"，就是总结经验，肯定成绩，纠正失误，找出差距，避免在下一循环中重犯错误。

3.护理质量的循环管理

护理质量管理既是一个独立的质量管理系统，又是医院质量管理工作中的一个重要组成部分，因此，它是在护理系统内不同层次上的循环管理，也是医院管理大循环中的一个小循环。所以，护理质量循环管理应结合医院质量管理工作，使之能够纳入医院同步惯性运行的循环管理体系中。

我国大多数医院在护理管理中实施计划管理，即各层次管理部门有年计划、季计划、月安排、周重点，并对是否按计划达标有相应的检查制度及制约措施。

各护理单元及部门按计划有目的地实施，护理各层管理人员按计划有目的地检查达标程度，所获结果经反馈后及时修订偏差，使护理活动按要求正向运转。具体实行时可分为几个阶段：①预查，以科室为单位按计划、按质量标准和项目对存在的问题进行检查，为总查房做好准备。②总查房，护理副院长、护理部主任对各科进行检查，现场评价，下达指令。③自查，总查房后，科室根据上级指令、目标与计划和上月质量管理情况逐项分析检查,找出主要影响因素,制订下月的对策、计划、措施。④科室质量计划的实施,科室质量计划落实到组或个人,进行 PDCA 循环管理。这种动态的、循环的管理办法,就是全面管理在护理质量管理中的具体实施,对护理质量的保证起了重要作用。

三、护理质量评价

(一)评价的目的与原则

1.目的

(1)衡量工作计划是否完成,衡量工作进展的程度和达到的水平。

(2)检查工作是否按预定目标或方向进行。

(3)根据实际提供的护理数量、质量,评价护理工作需要满足患者的程度、未满足的原因及其影响因素,为管理者提高护理管理质量提供参考。

(4)通过评价工作结果肯定成绩,找出缺点和不足,并指出努力的方向。也可以通过比较,选择最佳方案来完成某项工作。

(5)检查护理人员工作中实际缺少的知识和技能,为护士继续教育提供方向和内容。

(6)促进医疗护理的质量,保障患者的权益。

(7)确保医疗设施的完善,强化医疗行政管理。

2.原则

(1)实事求是的原则:评价应建立在事实的基础上,将实际执行情况与原定的标准和要求进行比较。这些标准必须是评价对象能够接受的,且在实际工作中可以测量的。

(2)可比性的原则:评价与对比要在双方水平、等级相同的人员中进行,制订标准应适当,标准不可过高或过低。过高的标准不是每位护士都能达到的。

(二)护理质量评价的内容

1.护理人员的评价

护士工作的任务和方式是多样化的,因此在评价时应从不同的方面去进行,如护士的积极性和创造性、完成任务所具备的知识基础、与其他人一起工作的协作能力等。对护士经常或定期地进行评价,考察护理工作绩效,为护理人员的培养、职称的评定、奖罚提供依据。一般从人员素质、护理服务效果、护理活动过程的质量或将几项结合起来进行评价。

(1)素质评价:从政治素质、业务素质、职业素质 3 个方面来综合测定基本素质,从平时的医德表现及业务行为看其政治素质及职业素质;从技能表现、技术考核成绩、理论测试等项目来考核业务素质。方法可用问卷测评方式或通过反馈来获得综合资料,了解护士的基本情况,包括他们的道德修养、积极性、坚定性、首创精神、技能表现、工作态度、学识能力、工作绩效等素质条件。

(2)结果评价:结果评价是对护理人员服务结果的评价。由于很多护理服务的质量不容易确定具体目标,评价内容多为定性资料,不易确定具体的数据化标准,所以结果评价较为困难。并且在评价后,只能告诉护理人员是否达到了目标,并不能告诉他以后怎样去达到目标,因此应采用综合方法进行评价,以求获得较全面的护理人员服务质量评价结果。通过信息反馈,指导护理人员明确完成护理任务的具体要求和正确做法。

(3)护理活动过程的质量评价:这类评价的标准注重护士的实际工作做得如何,评价护理人员的各种护理活动,如表2-1,某医院病房对主班护士任务的执行情况进行评价。

表 2-1　某医院病房对主班护士任务的执行情况评价

评价项目	评价等级			
	及格(1)	达到标准(2)	超过标准(3)	出色(4)
(1)执行医嘱情况				
(2)及时掌握和交流患者病情变化的情况				
(3)向护士长反映患者病情变化的情况				
(4)记录有无失效的仪器设备,并采取修理措施				

这种评价的优点是给工作人员以具体的标准、指标,使评价对象知道如何做才是正确的,有利于护理人员素质和水平的提高。不足之处是费时间,且内容限制在具体任务范围之内,比较狭窄,对人的责任评价范围小,只能评价护理人员在具体岗位上的工作情况。

(4)综合性评价:即用几方面的标准综合起来进行评价,凡与护理人员工作结果有关的活动都可结合在内,如对期望达到的目标、行为举止、素质、所期望的工作结果和工作的具体指标等进行全面的考核与评价。

2.临床护理质量评价

临床护理质量评价,就是衡量护理工作目标完成的程度,衡量患者得到的护理效果。临床护理质量评价的内容有以下3个方面。

(1)基础质量评价:基础质量评价着重评价进行护理工作的基本条件,包括组织机构、人员素质与配备、仪器、设备与资源等。这些内容是构成护理工作质量的基本要素。具体评价以下几个方面。①环境:各护理单位是否安全、清洁、整齐、舒适。②护理人员的素质与配备:是否在人员配备上做出了合适的安排、人员构成是否适当、人员素质是否符合标准等。③仪器与设备:器械设备是否齐全、性能完好情况、急救物品完好率、备用无菌注射器的基数以及药品基数是否足够等。④护理单元布局与设施:患者床位的安排是否合理、加床是否适当、护士站离重患者的距离有多远等。⑤各种规章制度的制定及执行情况,有无各项工作质量标准及质量控制标准。⑥护理质量控制组织结构:可根据医院规模,设置不同层次的质控组织,如护理部质控小组、科护士长质控小组、护士长质量控制小组。

(2)环节质量评价:主要评价护理活动过程中的各个环节是否达到质量要求,包括如下。①是否应用护理程序组织临床护理活动,向患者提供身心整体护理。②心理护理、健康教育开展的质量。③是否准确及时地执行医嘱。④病情观察及治疗效果的观察情况。⑤对患者的管理如何,如患者的生活护理、医院内感染等。⑥与后勤及医技部门的协调情况。⑦护理报告和记录的情况。

此外,也可按三级护理标准来评价护理工作的质量。在环节质量的评价中,还常用定量评价指标来评价护理工作质量,其具体内容:①基础护理合格率。②特护、一级护理合格率。③护理技术操作合格率。④各种护理表格书写合格率。⑤常规器械消毒灭菌合格率。⑥护理管理制度落实率。

(3)终末质量评价:终末质量评价是评价护理活动的最终效果,是从患者角度评价所得到的护理效果与质量,是对每个患者最后的护理结果或成批患者的护理结果进行质量评价。终末评价的选择和制订是比较困难的,因为影响的因素比较多,有些结果不一定能说明护理的效果,如伤口愈合率与治愈率的高低不一定完全是护理的结果。根据现代医学模式,护理结果的评价应当包括患者的生理、心理、社会、精神等各个方面。

将上述3个方面相结合来进行评价,即综合评价,能够全面说明护理服务的质量。评价结果所获的信息经反馈纠正偏差,达到质量控制的目的。

(三)护理质量的评价方法

1.建立健全质量管理和评价组织
质量管理和评价要有组织保证,落实到人。

2.加强信息管理
信息是计划和决策的依据,是质量管理的重要基础。护理质量管理要靠正确与全面的信息,因此应注意获取和应用信息,对各种信息进行集中、比较、筛选、分析,从中找出影响质量的主要的和一般的、共性的和特性的因素,再从整体出发,结合客观条件做出指令,然后进行反馈管理。

3.采用数理统计指标进行评价

建立反映护理工作数量、质量的统计指标体系,使质量评价更具有科学性。在运用统计方法时,应注意统计资料的真实性、完整性和准确性,注意统计数据的可比性和显著性。应按照统计学的原则,正确对统计资料进行逻辑处理。

4.常用的评价方式

常用的评价方式有同级间评价、上级评价、下级评价、服务对象评价(满意度)、随机抽样评价等。

5.评价的时间

评价的时间可以是定期的检查与评价,也可以是不定期的检查与评价。定期检查可按月、季度、半年或一年进行,由护理部统一组织全面检查评价。但要注意掌握重点问题、重点单位。不定期检查评价主要是各级护理管理人员、质量管理人员深入实际,随时按质量管理的标准进行检查评价。

(四)临床护理服务评价程序

评价工作是复杂的活动过程,也是不断循环的活动过程。一般有如下步骤。

1.确定质量评价标准

(1)标准要求:理想的标准和指标应详细说明所要求的行为或成果,将其存在的状况、程度和应存在的行动或成果的数量写明。制订指标的要求:①具体(数量、程度和状况)。②条件适当,具有一定的先进性和约束力。③简单明了,易于掌握。④易于评价,可以测量。⑤反映患者需求与护理实践。

(2)制订标准时要明确:①建立标准的类型。②确定标准的水平是基本水平或最高水平。③所属人员参与制订,共同确定评价要素及标准。④符合实际,可被接受。

标准是衡量事物的准则,是医疗护理实践与管理实践的经验总结,是经验与科学的结晶。只有将事实与标准比较之后,才能找出差距,评价才有说服力。

2.收集信息

收集信息可通过建立汇报统计制度和制订质量检查制度来进行。对护理工作数量、质量的统计数字应及时准确,做好日累计、月统计工作。除通过统计汇报获得信息外,还可采用定期检查与抽查相结合的方式,将检查所收集到的信息与标准对照,获得反馈信息,计算达标程度。

3.分析评价

应反复分析评价的过程,如分析:①评价标准是否恰当、完整,被评价者是否明确。②收集资料的方式是否正确、有效,收集的资料是否全面,能否反映实际情况。③资料与标准的比较是否客观。④所采用的标准是否一致,等等。

4.纠正偏差

将执行结果与标准对照,分析评价过程后找出差距,对评价结果进行分析,提出改进措施,以求提高护理工作的数量与质量。

(五)评价的组织工作

1.评价组织

(1)在我国,医院一般是在护理部的组织下设立护理质量检查组,作为常设机构或临时组织。由护理部主任(副主任)领导,各科、室护士长参加,分项(如护理技术操作、理论、临床护理、文件书写、管理质量等)或分片(如门诊、病区、手术室等)检查评价。多采用定期自查、互查互评或上级检查方式进行。

(2)院外评价经常由上级卫生行政部门组成,并联合各医院评价组织对医院工作进行评价。其中护理评审组负责评审护理工作质量。

2.临床护理服务评价的注意事项

(1)标准恰当:制订的标准恰当,评价方法科学、适用。

(2)防止偏向:评价人员易产生宽容偏向,或易忽略某些远期发生的错误,或对近期发生的错误比较重视,使评价结果发生偏向,应对此加以克服。

(3)提高能力:为增进评价的准确性,需提高评价人员的能力,必要时进行培训,学习评价标准、方法,明确要注意的问题,使其树立正确的评价动机,以确保评价结果的准确性与客观性。

(4)积累资料:积累完整、准确的记录以及有关资料,既能节省时间,便于查找,又是促进评价准确性的必要条件。

(5)重视反馈:评价会议前准备要充分,会议中应解决关键问题,注意效果,以达到评价目的。评价结果应及时、正确地反馈给被评价者。

(6)加强训练:按照标准加强对护理人员的指导训练较为重要。做到平时按标准提供优质护理服务质量,检查与评价时才能获得优秀结果。

四、医院分级管理与护理标准类别

(一)医院分级管理与医院评审的概念

1.医院分级管理

医院分级管理是根据医院的不同功能、不同任务、不同规模和不同的技术水平、设施条件、医疗服务质量及科学管理水平等,将医院分为不同级别和等次,对不同级别和等次的医院实行标准有别、要求不同的标准化管理和目标管理。

2.医院评审

根据医院分级管理标准,按照规定的程序和办法,对医院工作和医疗服务质量进行院外评审。经过评审的医院,达标者由审批机关发给合格证书,作为其执业的重要依据;对存在问题较多的医院令其限期改正并改期重新评审;对连续三年不申请评审或不符合评审标准的医院,一律列为"等外医院",由卫生行政部门加强管理,并根据情况予以整顿乃至停业。

(二)医院分级管理和评审的作用

医院分级管理和评审的作用如下。

(1)促进医院医德、医风建设。

(2)医院分级管理和评审制度具有宏观控制和行业管理的功能。

(3)促进医院基础质量的提高。

(4)争取改革的宽松环境,为逐步整顿医疗收费标准提供科学依据。

(5)有利于医院总体水平的提高。

(6)有利于调动各方面的积极性,共同发展和支持医疗事业,体现了大卫生观点。

(7)有利于三级医疗网的巩固和发展。

(8)有利于充分利用有限的卫生资源。

(9)有利于实施初级卫生保健。

(三)医院分级管理办法

1.医院分级与分等

我国医院分级与国际上三级医院的划分方法一致,由基层向上,逐级称为一级、二级、三级。直接为一定范围社区服务的医院是一级医院,如城市的街道医院、农村的乡中心卫生院;为多个社区服务的医院是二级医院,如农村的县医院、直辖市的区级医院;面向全省、全国服务的医院是三级医院,如省医院等。各级医院分为甲、乙、丙三等,三级医院增设特等,共三级十等。医院分等以后,可以通过竞争促使医院综合水平提高而达到较好的等次,体现应有的价值。

2.医院评审委员会

医院评审委员会是在同级卫生行政部门领导下,独立从事医院评审的专业性组织。可分为部级、省级、地(市)级三级评审会。

部级由卫健委组织,负责评审三级特等医院,制订与修订医院分级管理标准及实施方案,并对地方各级评审结果进行必要的抽查复核。

省级由省、自治区、直辖市卫生厅(局)组织,负责评审二、三级医院。

地(市)级由地(市)卫生局组织,负责评审一级医院。

评审委员会聘请医院管理、医学教育、临床、医技、护理和财务等有关方面有经验的专家若干人,要求其成员作风正派,清廉公道,不徇私情,身体健康,能亲自参加评审。

(四)标准及标准化管理

1.标准

标准是对需要协调统一的技术或其他事物所做的统一规定。标准是衡量事物的准则,要求从业人员共同遵守的原则或规范。标准是以科学技术和实践经验为基础,经有关方面协商同意,由公认的机构批准,以特定的形式发布的规定。因此,标准具有以下特点:①明确的目的性。②严格的科学性。③特定的对象和领域。④需运用科学的方法制订并组织实施。

2.护理质量标准

护理质量标准是护理质量管理的基础,是护理实践的依据,是衡量整个工作或单位及个人工作数量、质量的标尺和砝码。护理质量标准应是以工作项目管理要求或管理对象而分别确定的。

3.标准化

标准化是制订和贯彻执行标准的有组织的活动过程。这种过程不是一次完结,而是不断循环螺旋式上升的,每完成一次循环,标准化水平就提高一步。标准是标准化的核心。标准化的效果有的可在短期或局部范围内体现,多数要在长期或整体范围内才能体现,已确定的标准需要经常深化,经常扩张。

4.标准化管理

标准化管理是一种管理手段或方法。即以标准化原理为指导,把标准化贯穿于管理的全过程,是以增进系统整体效能为宗旨、以提高工作质量与工作效率为根本目的的一种科学管理方法。标准化管理具有以下特征:①一切活动依据标准。②一切评价以事实为准绳。

(五)综合医院分级管理标准及护理标准(卫健委试行草案)

1.综合医院分级管理标准

(1)范围:我国当前制订的综合医院分级管理标准(专科医院标准另订)的范围包括两个方面:一是医疗质量,尤其是基础质量;二是医疗质量的保证体系。

"标准"涉及管理、卫生人员的资历与能力、患者与卫技人员的培训与教育、规章制度、医院感染的控制、监督与评价、建筑与基础设施、安全管理、医疗活动记录(病案、报告、会议记录)和统计指标等十个方面的内容。以上内容分别在各级医院的基本条件和分等标准中做了明确规定。

(2)医院分级管理标准体系及其指标系列:医院分级管理标准体系由一、二、三级综合医院的基本标准和分等标准所构成。每部分既含定性标准,又含定量标准。

基本标准:基本标准是评价医院级别的标准,是最基本的要求,达不到基本标准的医院不予参加评定等次。基本标准与等次标准两者分别进行考核评定。基本标准系列由以下7个方面组成:医院规模;医院功能与任务;医院管理;医院质量;医院思想政治工作与医德医风建设;医院安全;医院环境。

分等标准:各级综合医院均被划分为甲、乙、丙三等,三级医院增设特等的标准。评审委员会依据分等标准评定医院等次,同时也将会促进医院的发展建设。分等标准中,根据一级医院的特殊性,与二、三级医院的评审范围有所不同。分等标准归类包括:各项管理标准;各类人员标准;物资设备标准;工作质量、效率标准;经济效果标准;卫生学管理标准;信息处理标准;生活服务标准;医德标准;技术标准。

在评审中,采取千分制计算方法评定。合格医院按所得总分评定等次。分等标准考核,甲等须达900分以上(含900分);乙等须达750~899分(含750分);丙等在749分以下。三级特等医院除达到三级甲等医院的标准外,还须达到特等医院所必备的条件。

各级医院统计指标的系列项目有所区别,一级医院共39项,二级医院共41项,三级医院共50项。其中含反映护理方面的统计指标7~10项,例如,5种护理表格书写合格率、护理技术操作合格率、基础护理合格率、特护和一级护理合格率、陪护率、急救物品完好率、常规器械消毒合格率、开展责任制护理百分率、一人一针一管执行率,以及昏迷和瘫痪患者压疮发生率等。

2.护理管理标准及评审办法

护理管理标准是评审各级医院护理工作的依据,是目前全国统一执行的护理评价标准。护理管理标准以加强护理队伍建设和提高基础护理质量为重点。

(1)护理管理标准体系:护理管理标准体系中的基本标准包括五部分内容。①护理管理体制:含组织领导体制、所配备的护理干部的数量及资格、护理人员编制的结构及比例等。②规章制度:含贯彻执行1982年卫生部(现卫健委)颁发的医院工作制度与医院工作人员职责有关护理工作的规定,结合医院实际,认真制订和严格执行相应的制度,包括护理人员职责、疾病护理常规和护理技术操作规程、各级护理人员继续教育制度等,并要求认真执行。③医德医风:即贯彻执行综合医院分级管理标准中相应级别医院医德医风建设的要求,结合护士素质,包括仪表端庄,言行规范,患者对护理工作、服务态度的满意度达到的百分率要求。④质量管理:包括设有护理质量管理人员;有明确的质量管理目标和切实可行的达标措施;有质量标准和质控办法,定期检查、考核和评价;严格执行消毒隔离及消毒灭菌效果监测的制订;有安全管理制度及措施,防止护理差错、事故的发生。⑤护理单位管理:包括对病房、门诊(注射室、换药室)、急诊室、手术室、供应室等管理应达到布局合理,清洁与污染物品严格区分放置,基本设备齐全、适用;环境整洁、安静、舒适、安全,工作有序。

(2)分等标准:分等标准包括护理管理标准、护理技术水平及护理质量评价指标3个部分。①护理管理标准:包括护理管理目标、年计划达标率的要求;设有护理工作年计划、季安排、月重点及年工作总结;有护理人员培训、进修计划,年培训率达标要求;有护理人员考核制度和技术档案,年考核合格率要求;有护理质量考评制度,定期组织考评;有护理业务学习制度,条件具备的组织护理查房;有护理工作例会制度;有护理差错、事故登记报告制度,定期分析讨论;对护理资料进行登记、统计;三级医院要求对资料动态分析与评价,并达到信息计算机管理。②技术水平:包括护理人员三基(基本知识、理论、技能)平均达标分数;掌握各科常见病、多发病的护理理论、护理常规、急救技术、抢救程序、抢救药品和抢救仪器的使用,有不同要求;掌握消毒灭菌知识、消毒隔离原则及技术操作;不同级别医院分别承担初、中、高等护理专业的临床教学任务;二、三级医院分别承担下级医院的护理业务指导、护理人员的进修、培训和讲学任务;开展护理科学研究工作、学术交流,发表论文、开展护理新业务、新技术的能力与数量要求,对不同级别医院均应达到相应标准;二、三级医院应能熟练掌握危、急、重症的监护,达到与医疗水平相适应的护理专科技术水平。③护理质量评价指标:参考以下护理质量指标及计算方法。

(3)护理质量指标及计算方法：医院分级管理中护理标准要求的质量指标共计17项，各级医院的质量标准原则相同，指标要求有所差别。例如，5种护理表格书写合格率，一级医院≥85％，二级医院≥90％，三级医院≥95％。5种护理表格包括体温单、交班本、医嘱本、医嘱单、特护记录单，其标准是：①字迹端正，清晰，无错别字，眉栏填齐，卷面清洁，内容可靠、及时。②护理记录病情描述要点突出，简明通顺，层次分明，运用医学术语。③体温绘制点圆线直，不间断、不漏项。④医嘱抄写正确、及时，拉丁文或英文字书写规整，用药剂量、时间、途径准确，签全名。

17项护理质量标准中，责任制护理开展病房数与陪护率对一级医院不设具体规定指标。

(4)三级特等医院标准：三级特等医院其护理管理总体水平除达到三级甲等医院标准外，要求全院护理人员中取得大专以上学历或相当大专知识水平证书者≥15％；医院护理管理或重点专科护理在国内具有学科带头作用；有独立开展国际护理学术交流的能力。

(5)护理管理标准评审办法：评审中采取标准得分与分等标准得分分别计算方法，各按100分计算。两项得分之和除以2，计入医院总分。基本标准得分必须≥85分才可进入相应等次，＜85分时在医院总分达到相应等次的基础上下降一等。

评审方法：听介绍，检查各类护理资料和原始记录，与护理人员座谈，征询医院其他人员和患者意见，以发调查表或座谈方式收集合同单位及社会各界的反映，抽查病房、门诊、急诊各类患者的护理质量，检查护理质量考核资料，抽查护理人员技术操作，面试或笔试护理人员基础知识、基本理论，检查护理人员考核成绩、技术档案，抽查病历表格、特护记录、责任制病历、物品、仪器管理及质控管理记录等。

第三章

心内科护理

第一节 心 肌 炎

心肌炎常是全身性疾病在心肌上的炎症性表现。由于心肌病变范围大小及病变程度不同,轻者可无临床症状,严重可致猝死,诊断及时并经适当治疗者可完全治愈,迁延不愈者可形成慢性心肌炎或导致心肌病。

一、病因与发病机制

(一)病因

致病菌有细菌性白喉杆菌、溶血性链球菌、肺炎链球菌、伤寒沙门菌等。致病的病毒有柯萨奇病毒、埃可病毒、肝炎病毒、流行性出血热病毒、流感病毒、腺病毒等,其他病原微生物有真菌、原虫等。但目前以病毒性心肌炎较常见。

致病条件因素:①过度运动,运动可致病毒在心肌内繁殖复制加剧,加重心肌炎症和坏死。②细菌感染:细菌和病毒混合感染时,可能起协同致病作用。③妊娠:妊娠可以增强病毒在心肌内的繁殖,所谓围生期心肌病则可能是病毒感染所致。④其他:营养不良、高热、寒冷、缺氧、过度饮酒等,均可诱发病毒性心肌炎。

(二)发病机制

从动物实验、临床与病毒学、病理观察,发现有以下两种机制。

1.病毒直接作用

实验中将病毒注入血循环后可致心肌炎。在急性期,主要在起病9天以内,患者或动物的心肌中可分离出病毒,病毒荧光抗体检查结果呈阳性,或在电镜检查时发现病毒颗粒。病毒感染心肌细胞后产生溶细胞物质,使细胞溶解心肌间质增生、水肿及充血。

2.免疫反应

病毒性心肌炎起病 9 天后心肌内已不能再找到病毒,但心肌炎病变仍继续。有的患者病毒感染的其他症状轻微而心肌炎表现颇为严重;有的患者心肌炎的症状在病毒感染的其他症状开始一段时间以后方出现;有的患者的心肌中可能发现抗原抗体复合体。以上都提示免疫机制的存在。

(三)病理改变

病变范围大小不一,可为弥漫性或局限性。随病程发展可为急性或慢性。病变较重者肉眼见心肌非常松弛,呈灰色或黄色,心腔扩大。病变较轻者在大体检查时无发现,仅在显微镜下有所发现而赖以诊断,而病理学检查必须在多个部位切片,以免遗漏病变。在显微镜下,心肌纤维之间与血管四周的结缔组织中可发现细胞浸润,以单核细胞为主。心肌细胞可有变性、溶解或坏死。病变如在心包下区则可合并心包炎,成为病毒性心包心肌炎。病变可涉及心肌与间质,也可涉及心脏的起搏与传导系统(如窦房结、房室结、房室束和束支),这成为心律失常的发病基础。病毒的毒力越强,病变范围越广。在试验性心肌炎中,可见到心肌坏死之后由纤维组织替代。

二、临床表现

临床表现取决于病变的广泛程度与部位。重者可致猝死,轻者几乎无症状。老幼均可发病,但年轻人较易发病,男性患者多于女性患者。

(一)症状

心肌炎的症状可能出现于原发病的症状期或恢复期。如在原发病的症状期出现症状,其表现可被原发病掩盖。多数患者在发病前有发热、全身酸痛、咽痛、腹泻等症状,反映全身性病毒感染,但也有部分患者原发病症状轻,须仔细追问方能注意到,而心肌炎症状则比较显著。心肌炎患者常诉胸闷、心前区隐痛、心悸、乏力、恶心、头晕。临床上诊断的心肌炎中,90%左右以心律失常为主诉或首见症状,其中少数患者可由此而发生昏厥或阿-斯综合征。极少数患者起病后发展迅速,出现心力衰竭或心源性休克。

(二)体征

1.心脏扩大

轻者心脏不扩大,一般有暂时性扩大,不久即恢复。心脏扩大显著反映心肌炎广泛而严重。

2.心率改变

心率增速与体温不相称,或心率异常缓慢,均为心肌炎的可疑征象。

3.心音改变

心尖区第一音可减弱或分裂。心音可呈胎心样。心包摩擦音的出现反映有心包炎。

4.杂音

可见与发热程度不平行的心动过速。心尖区可能有收缩期吹风样杂音或舒张期杂音,前者为发热、贫血、心腔扩大所致,后者由左室扩大造成的相对性左房室瓣狭窄所致。杂音响度都不超过三级。心肌炎好转后杂音即消失。

5.心律失常

心律失常极常见,各种心律失常都可出现,以房性与室性期前收缩最常见,其次为房室传导阻滞,此外,心房颤动、病态窦房结综合征均可出现。心律失常是造成猝死的原因之一。

6.心力衰竭

重症弥漫性心肌炎患者可出现急性心力衰竭,它属于心肌泵血功能衰竭。左右心同时发生衰竭,引起心排血量过低,故除一般心力衰竭表现外,易合并心源性休克。

三、诊断

病毒性心肌炎的诊断必须建立在有心肌炎的证据和病毒感染的证据的基础上。胸闷、心悸常可提示病变波及心脏,心脏扩大、心律失常或心力衰竭为心脏明显受损的表现,心电图上 ST-T 改变与异位心律或传导障碍反映心肌病变的存在。病毒感染的证据有以下各点:①有发热、腹泻或流感症状,发生后不久出现心脏症状或心电图变化。②由于柯萨奇病毒最为常见,通常检测此组病毒的中和抗体,在起病早期和2~4周各取一次血标本,如果第二次抗体效所为第一次抗体效价的 5 倍或其中一次抗体效价≥1∶640,可将其作为近期感染该病毒的依据。③咽、肛拭子病毒分离,如呈阳性有辅助意义。④用聚合酶链反应法从粪便、血清或心肌组织中检出病毒 RNA。⑤心肌活检,用取得的活组织做病毒检测,病毒学检查对心肌炎的诊断有帮助。

四、治疗

患者应卧床休息,以减轻组织损伤,促使恢复加速。患者若伴有心律失常,应卧床休息 2～4 周,然后逐渐增加活动量;严重心肌炎伴有心脏扩大者,应休息 6 个月至 1 年,直到临床症状完全消失,心脏大小恢复正常。关于免疫抑制剂、激素的应用尚有争论,但重症心肌炎伴有房室传导阻滞、心源性休克、心功能不全者均可应用激素。常用泼的松,40～60 mg/d,病情好转后逐渐减量,6 周为 1 个疗程。必要时可用氢化可的松或地塞米松,静脉给药。心肌炎患者对洋地黄的耐受性差,要慎用洋地黄。对心力衰竭者可用强心药、利尿剂、血管扩张剂。对心律失常者的治疗与一般心律失常的治疗相同。

五、病情观察

(1)定时测量体温、脉搏,体温与脉率增速是否成正比。
(2)密切观察患者呼吸频率、节律的变化,及早发现心功能不全。
(3)定时测量血压,观察和记录尿量,以及早判断有无心源性休克。
(4)急性期密切观察心率与心律,及早发现心律失常。

六、对症护理

(一)心悸、胸闷

保证患者休息,让急性期患者卧床。按医嘱及时使用改善心肌营养与代谢的药物。

(二)心律失常

当急性病毒性心肌炎患者出现四度房室传导阻滞或窦房结病变引起窦房传导阻滞、窦房停搏而致阿-斯综合征,应就地进行心肺复苏,并积极配合医师进行药物治疗或紧急做临时心脏起搏处理。

(三)心力衰竭

按心力衰竭护理常规来处理。

七、护理措施

(1)遵医嘱给予氧气吸入、药物治疗。注意发生心肌炎时心肌细胞对洋地黄的耐受性较差,应用洋地黄时应特别注意其毒性反应。
(2)休息与活动:反复向患者解释急性期卧床休息可减轻心脏负荷,减少心肌耗氧量,有利于心功能的恢复,防止病情恶化或转为慢性病程。患者在急性期常需卧床 2～3 个月,症状、体征和实验室检查结果正常后,方可逐渐增加活动量。

(3)心理护理:告诉患者体力恢复需要一段时间,不要急于求成。当活动耐力有所增加时,应及时给予鼓励。对不愿意活动或害怕活动的患者,应给予心理疏导,督促患者完成范围内的活动量。在恢复期仍应限制活动3～6个月。

(4)病情观察:在急性期严密监测患者的体温、心率、心律、血压,发现心率突然变慢、血压偏低、频发期前收缩、有房室传导阻滞时及时报告。观察患者有无脉速、易疲劳、呼吸困难、烦躁及肺水肿的表现。

(5)活动中监测:病情稳定后,与患者及其家属一起制订并实施每日活动计划;严密监测活动时心率、心律、血压的变化,若活动后出现胸闷、心悸、呼吸困难、心律失常等,应停止活动,以此作为限制最大活动量的指征。

八、健康教育

(1)讲解充分休息的必要性及心肌营养药物的作用。指导患者进食高蛋白、高维生素、易消化的饮食,尤其是补充富含维生素C的食物,如新鲜蔬菜、水果,以促进心肌代谢与修复。让患者戒烟、酒。

(2)告诉患者经积极治疗多数患者可以痊愈,少数患者可留有心律失常后遗症,极少数患者在急性期因严重心律失常、急性心力衰竭和心源性休克而死亡,部分患者演变成慢性心肌炎。

(3)患者应积极预防感冒,避免受凉及接触传染源,在恢复期每日进行一定的户外活动但不宜过多,以适应环境、增强体质。

(4)积极治疗和消除细菌感染灶,如慢性扁桃体炎、慢性鼻窦炎、中耳炎。

(5)患者应遵医嘱按时服药,定期复查。

(6)教会患者测脉搏、呼吸节律,发现异常或有胸闷、心悸等不适应症状时及时复诊。

第二节 心 包 炎

心包炎是指心包因细菌、病毒、自身免疫、物理因素、化学因素等而发生急性炎性反应和渗液,以及心包粘连、增厚、缩窄、钙化等慢性病变。临床上主要有急性心包炎和慢性缩窄性心包炎。

一、急性心包炎

(一)病因和病理

1.病因

急性心包炎常继发于全身疾病,可由感染、结缔组织异常、代谢异常、心肌梗死或某些药物引起,或为非特异性,临床上以结核性、化脓性和风湿性心包炎多见。过去急性心包炎常见于风湿热、结核及细菌感染。近年来有了明显变化,病毒感染、肿瘤及心肌梗死性心包炎发病率明显升高。另外,自身免疫、代谢性疾病、物理因素等均可引起该病。

2.病理

急性心包炎的病理可分为纤维蛋白性和渗出性。

(1)纤维蛋白性:为急性心包炎的初级阶段,心包的脏层出现纤维蛋白,白细胞及少量内皮细胞组成的炎性渗出物使心包壁呈绒毛状、不光滑。由于此期尚无明显液体积聚,心包的收缩和舒张功能不受限。

(2)渗出性:随着病情发展,心包腔渗出液增多,主要为浆液性纤维蛋白渗液。渗出液可呈血性、脓性,有 100~300 mL。积液一般数周至数月吸收,可伴有壁层和脏层粘连、增厚和缩窄。当短时间渗出液量增多,心包腔内压力迅速上升,限制心脏舒张期的血液充盈和收缩期的心排血量,超出心代偿能力时,可出现心脏压塞,发生休克。

(二)临床表现

1.纤维蛋白性心包炎

(1)症状:可由原发疾病引起,如结核患者可有午后潮热、盗汗。化脓性心包炎患者可打寒战、出现高热、出大汗等。心包本身有炎症,可出现胸骨后疼痛、呼吸困难、咳嗽、声音嘶哑、吞咽困难等。由于炎症波及第 5 或 6 肋间水平以下的心包壁层,此阶段心前区疼痛为最主要症状。急性特异性心包炎及感染性心包炎等疼痛症状较明显,而缓慢发展的结核性或肿瘤性心包炎的疼痛症状较轻。疼痛可为钝痛或尖锐痛,向颈部、斜方肌区(特别是左侧)或肩部放射,疼痛程度不等,通常在胸部活动、咳嗽和呼吸时加重,坐起和取前倾位时缓解。冠脉缺血疼痛则不随胸部活动或卧位而加重。

(2)体征:心包摩擦音是纤维蛋白性心包炎的典型体征。由粗糙的壁层和脏层在心脏活动时相互摩擦而产生,呈刮抓样,与心音发生无相关性。典型的心包摩擦音以胸骨左缘第3、4肋间最清晰,常间歇出现并且时间短暂,有时仅出现于收缩期,甚至仅在舒张期闻及。取坐位前倾时和深吸气时用听诊器加压更易听到。心包摩擦音可持续数小时到数天。当心包积液量增多,将两层包膜分开时,摩擦音消失,如有粘连,仍可闻及摩擦音。

2.渗出性心包炎

(1)症状:呼吸困难是心包积液时最突出的症状,与支气管、肺受压及肺淤血有关。呼吸困难严重时,患者呈端坐呼吸,身体前倾,呼吸浅快,可有面色苍白、发绀等。急性心脏压塞时,出现烦躁不安、上腹部胀痛、水肿、头晕,甚至休克。也可出现压迫症状:压迫支气管引起激惹性咳嗽,压迫食管引起吞咽困难,压迫喉返神经导致声音嘶哑。

(2)体征:具体如下。

心包积液体征:①心界向两侧增大,相对浊音界消失,患者由坐位变卧位时第2、3肋间心浊音界增宽。②心尖冲动弱,可在心浊音界左缘内侧处触及。③心音遥远,心率增快。④Ewart征出现,大量心包积液压迫左侧肺部,在左肩胛骨下区可出现浊音及支气管呼吸音。

心包叩击音:少数患者在胸骨左缘第3、4肋间可听到响亮、呈拍击样的心包叩击音,由心脏舒张受到心包积液的限制,血流突然终止,形成漩涡和冲击心室壁产生震动所致。

心脏压塞体征:当心包积液聚集较慢时,可出现亚急性或慢性心包压塞,表现为体循环静脉淤血、奇脉等;快速心包积液(仅100 mL)即可引起急性心脏压塞,表现为急性循环衰竭、休克等。其征象如下:①体循环静脉淤血表现。颈静脉怒张,吸气时明显,静脉压升高,肝大伴压痛,有腹水,皮下水肿等。②心排血量下降引起收缩压降低,脉压变小,脉搏细弱,重者心排血量降低,发生休克。③奇脉,指大量心包积液,触诊时桡动脉呈吸气性显著减弱或消失,呼气时声音复原的现象。

(三)辅助检查

1.实验室检查

原发病为感染性疾病可出现白细胞计数增加、红细胞沉降率增快。

2.X线检查

渗出性心包炎心包积液量>300 mL时,心脏阴影向两侧扩大,上腔静脉影增宽,右心膈角呈锐角,心缘的正常轮廓消失,呈水滴状或烧瓶状,心脏随体位改变而移动。心脏搏动减弱或消失。

3.心电图检查

其改变取决于心包脏层下心肌受累的范围和程度。

(1)常规 12 导联(aVR 导联除外)有 ST 段弓背向下型抬高及 T 波增高，1 天至数天回到等电位线。

(2)T 波低平、倒置，可持续数周至数月或长期存在。

(3)可有低电压，大量积液时见电交替。

(4)可出现心律失常，以窦性心动过速多见。部分患者发生房性心律失常，还可有不同程度的房室传导阻滞。

4.超声心动图检查

该检查对诊断心包积液和观察心包积液量的变化有重要意义。M 型或二维超声心动图均可见液性暗区可确诊。

5.心包穿刺

心包穿刺对鉴别心包炎的性质、解除心脏压塞及治疗心包炎均有重要价值。

(1)心包积液测定腺苷脱氨酶活性，腺苷脱氨酶活性≥30 U/L 对结核性心包炎的诊断有高度的特异性。

(2)抽取定量的积液可解除心脏压塞症状。

(3)向心包腔内注入抗生素或化疗药物可治疗感染性或肿瘤性心包炎。

6.心包活检

心包活检可明确病因。

(四)治疗

急性心包炎的治疗与预后取决于病因，所以诊治的开始应着眼于筛选能影响处理的特异性病因，检测心包积液和注意其他超声心动图异常，并给予对症治疗。胸痛可以服用布洛芬 600～800 mg，每天 3 次，如果疼痛消失可以停用，如果对非甾体抗炎药物不敏感，可能需要给予糖皮质激素，口服泼尼松 60 mg，每天 1 次，1 周内逐渐减量至停服，也可以给予辅助性麻醉类止痛剂。急性非特异性心包炎和心脏损伤后综合征患者可有心包炎症，反复发作成为复发性心包炎，可以给予秋水仙碱 0.5～1.0 mg，每天 1 次，至少 1 年，缓慢减量至停药。如果是心包积液影响了血流动力学稳定，可以行心包穿刺。病因明确后应该针对病因进行治疗。

(五)护理评估

1.健康史

了解患者有无结核病史和近期有无纵隔、肺部或全身其他部位的感染史，有无风湿性疾病、心脏疾病、肾病及肿瘤、外伤、过敏、放射性损伤的病史。

2.身体状况

(1)全身症状:多由原发疾病或心包炎症本身引起,感染性心包炎常有畏寒、发热、肌肉酸痛、出汗等全身感染症状,结核性心包炎还有低热、盗汗、乏力等。

(2)心前区疼痛:为最初出现的症状,是纤维蛋白性心包炎的重要表现,多见于急性非特异心包炎和感染性心包炎(不包括结核性心包炎)。部位常在心前区或胸骨后,呈锐痛或刺痛,可放射至颈部、左肩、左臂、左肩胛区或左上腹部,于体位改变、深呼吸、咳嗽、吞咽、取左侧卧位时明显。

(3)呼吸困难:是渗出性心包炎最突出的症状。心脏压塞时,可有端坐呼吸、呼吸浅快、身体前倾和口唇发绀等。

(4)心包摩擦音:是心包炎特征性体征,在胸骨左缘第3、4肋间听诊最清楚,呈抓刮样粗糙音,与心音的发生无相关性。部分患者可在胸壁触到心包摩擦感。

(5)心包积液征及心脏压塞征:心浊音界向两侧扩大,并随体位改变而变化,心尖冲动弱而弥散或消失,心率快,心音低而遥远。颈静脉怒张,肝大,腹水,下肢水肿。血压下降,脉压变小,奇脉,甚至出现休克征象。

(6)其他:气管、喉返神经、食管等受压,可出现刺激性咳嗽、声音嘶哑、吞咽困难等。

3.心理状况

患者常因住院影响工作和生活、心前区疼痛、呼吸困难而紧张、烦躁。急性心脏压塞时可出现晕厥,患者更感到恐慌、不安。

(六)护理诊断

1.疼痛(心前区疼痛)

疼痛与心包纤维蛋白性炎症有关。

2.气体交换受损

气体交换受损与肺淤血及肺组织受压有关。

3.心排血量减少

心排血量减少与大量心包积液妨碍心室舒张充盈有关。

4.体温过高

体温过高与感染有关。

5.焦虑

焦虑与住院影响工作、生活及病情重有关。

(七)护理目标

(1)疼痛减轻或消失。

(2)呼吸困难减轻或消失。

(3)心排血量能满足机体需要,心排血量减少症状和肺淤血症状减轻或消失。

(4)体温降至正常范围。

(5)焦虑感消失,情绪稳定。

(八)护理措施

1.一般护理

(1)保持病房安静、舒适、空气新鲜,温度、湿度适宜;帮助患者取半卧位或前倾坐位,提供床头桌便于患者伏案休息,以减轻呼吸困难。

(2)给予低热量、低动物脂肪、低胆固醇、含适量蛋白质和富含维生素的食物。嘱患者少食多餐,避免饱餐及刺激性食物,禁烟、酒。有肺淤血症状时给低盐饮食。

(3)出现呼吸困难或胸痛时立即给予氧气吸入,一般为 $1\sim2$ L/min,持续吸氧,嘱患者少说话,以减少耗氧。

(4)患者心前区疼痛时,遵医嘱适当给予镇静剂以减轻疼痛,嘱患者勿用力咳嗽或突然改变体位,以免诱发或加重心前区疼痛。

(5)患者畏寒或打寒战时,注意为其保暖;高热时,给予物理降温或按医嘱给予小剂量退热剂,退热时需补充体液,以防虚脱,及时为其揩干汗液,更换衣服、床单,防止受凉。

(6)鼓励患者说出感受,向患者简要介绍病情和进行必要的解释,给予心理安慰,使患者产生信任、安全感。

2.病情观察

(1)定时监测和记录生命体征,了解患者心前区疼痛的变化情况,密切观察心脏压塞的表现。

(2)患者呼吸困难,血压明显下降,口唇发绀,面色苍白,心动过速,甚至休克时,应及时向医师报告,并做好心包穿刺的准备工作。

(3)对水肿明显和应用利尿剂治疗的患者,需准确记录出入量,观察水肿部位的皮肤及有无乏力、恶心、呕吐、腹胀、心律失常等低血钾表现,并定期复查血清钾,出现低血钾症时遵医嘱及时补充氯化钾。

3.心包穿刺术护理

(1)术前:应备好心包穿刺包、急救药品及器械。向患者做好解释工作,将治疗的意义、过程、术中配合等告诉患者(如术中勿剧烈咳嗽或深呼吸),必要时遵医嘱给予少量镇静剂。

(2)术中:应陪伴患者,给予支持、安慰。熟练地配合医师进行穿刺治疗,配合医师观察心电图,出现 ST 段抬高或室性期前收缩提示针尖触及心室壁,出现 PR 段抬高和房性期前收缩,则提示针尖触及心房,应提醒医师立即退针。

(3)术后:应记录抽液量和积液性质,按要求留标本并送检。嘱患者绝对卧床 4 小时,可采取半卧位或平卧位。密切观察患者的血压、呼吸、脉搏、心率及心律的变化,并做好记录,发现异常及时进行处理。如患者因手术刺激出现胸痛或精神紧张而影响休息,可给予镇静剂。

4.健康指导

告知急性心包炎患者,经积极病因治疗,大多数患者可以痊愈,仅极少数患者的急性心包炎会演变成慢性缩窄性心包炎。因此,必须坚持足够疗程的有效药物治疗,以预防缩窄性心包炎。指导患者充分休息,摄取高热量、高蛋白、高维生素、易消化的饮食,限制钠盐的摄入量;防寒保暖,防止呼吸道感染。

(九)护理评价

(1)心前区疼痛是否缓解,能否随意调整体位,深呼吸、咳嗽、吞咽是否受影响,心包摩擦音是否消失。

(2)呼吸的频率及深度是否已恢复正常,发绀是否消失。

(3)血压和脉压是否已恢复正常,水肿、肝大等心脏压塞征象是否好转或已消失。

(4)体温是否下降或已恢复正常,血白细胞计数是否正常。

(5)紧张、烦躁、恐慌不安等不良心理反应是否消失,情绪是否稳定。

二、慢性缩窄性心包炎

(一)病因与病理

1.病因

慢性缩窄性心包炎继发于急性炎症,其原因为结核或其他感染、创伤和心脏手术等。在我国该病以结核性为最常见,其次为化脓性或创伤性心包炎演变而来,少数与心包肿瘤、急性非特异性心包炎及放射性心包炎等有关。

2.病理

缩窄性心包炎继发于急性心包炎。发生急性心包炎后,随着积液逐渐被吸收,可有纤维组织增生,心包增厚粘连,壁层与脏层融合钙化。心包缩窄使心室舒张期扩展受阻,心室舒张期充盈减少,使搏量下降,导致动脉系统供血不足,进一步发展会影响心脏收缩功能,使静脉回流受阻,出现静脉系统淤血。

(二)临床表现

1.症状

起病隐匿,常于急性心包炎后数月至数年发生心包缩窄。早期症状为劳力性呼吸困难,严重时患者不能平卧,呈端坐呼吸。常见食欲缺乏、腹部胀满或疼痛、头晕、乏力等症状。

2.体征

(1)心脏体征:①心尖冲动减弱或消失。②心浊音界正常或稍大,心音低而遥远。③部分患者在胸骨左缘第3、4肋间于舒张早期可听到心包叩击音。④可出现期前收缩与房颤等。

(2)心包腔缩窄和心腔受压的表现:①出现静脉回流受限的体征,如颈静脉怒张、肝大、胸腔积液、腹水、下肢水肿。②少数患者出现 Friedreich 征(舒张早期颈静脉突然塌陷现象)和 Kussmaul 征(吸气时颈静脉怒张明显,静脉压进一步上升),由充盈压过高的右心房在三尖瓣开放时压力骤然下降所致。③收缩压降低,舒张压升高,脉压变小,脉搏细弱无力。由于心排血量减少,反射性引起周围小动脉痉挛。

(三)辅助检查

1.实验室检查

可有轻度贫血,肝淤血,有肝功能损害,血浆清蛋白生成减少,肾淤血可有蛋白尿、一过性尿素氮含量升高。

2.X 线检查

心搏减弱或消失,可出现心影增大,呈三角形,左、右心缘变直,主动脉弓小或难以辨认;上腔静脉扩张;心包钙化等。

3.心电图检查

心电图检查常提示心肌受累的范围和程度。主要表现为 QRS 波群低电压和 T 波倒置或低平;T 波倒置越深,提示心肌损害越重。

4.超声心动图检查

检查可见心包增厚、钙化、室壁活动减弱等表现。

5.CT 及磁共振检查

CT 及磁共振检查是识别心包增厚和钙化可靠与敏感的方法。心室呈狭窄的管状畸形、心房增大和下腔静脉扩张,可提示心包缩窄。

6.右心导管检查

检查可见肺毛细血管压力、肺动脉舒张压力、右心室舒张末期压力及右心房压力均升高[>33.3 kPa(250 mmHg)]等特征性表现。右心房压力曲线呈 M 型或 W 型,右心室压力曲线呈收缩压轻度升高、舒张早期下陷和舒张期的高原型曲线。

(四)治疗

慢性缩窄性心包炎是一种进展性疾病。心包增厚、临床症状和血流动力学表现不会自动逆转,外科心包剥离术是唯一确切的治疗。内科治疗包括利尿、扩张静脉和限盐。窦性心动过速是一种代偿机制,所以应该避免或谨慎使用 β 受体阻滞剂。针对房颤伴快心室率,地高辛为首选药物,并应该在 β 受体阻滞剂和钙通道阻滞剂之前使用,将心率控制在 80~90 次/分。

(五)护理评估

1.健康史

评估急性心包炎病史和治疗情况。

2.身体状况

起病缓慢,一般在急性心包炎后 2~8 个月逐渐出现明显的心脏压塞(体循环淤血和心排血量不足)征象。主要表现为不同程度的呼吸困难、头晕、乏力、衰弱、心悸、胸闷、咳嗽、腹胀、食欲缺乏、肝区疼痛等;体征主要有颈静脉怒张、肝大、腹水、下肢水肿等;心脏听诊有心音低钝,有心包叩击音及期前收缩、心房颤动等心律失常;晚期可有收缩压下降,脉压变小等。

3.心理状况

患者因病程漫长、生活不能自理或需要做心包切开术等而焦虑不安。

(六)护理诊断

1.活动无耐力

活动无耐力与心排血量不足有关。

2.体液过多

体液过多与体循环淤血有关。

(七)护理目标

(1)活动耐力增强,能胜任正常体力活动。

(2)水肿减轻或消退。

(八)护理措施

1.一般护理

(1)患者需卧床休息,心慌、气短、水肿症状减轻后,方可起床轻微活动,并逐渐增加活动量。合理安排每天的活动计划,以活动后不出现心慌、呼吸困难、水肿加重为控制活动量的标准。

(2)给予高蛋白、高热量、高维生素饮食,适当限制钠盐的摄入量,防止因低蛋白血症及水、钠潴留而加重腹水及下肢水肿。

(3)因机体抵抗力低下及水肿部位循环不良、营养障碍,易形成压疮和继发感染,故应加强皮肤护理,以免产生压疮。

(4)加强与患者的沟通,体贴、关怀患者,和家属共同做好思想疏导工作,消除患者的不良心理反应,使患者树立信心,以良好的精神状态配合各项治疗。

2.病情观察

定时监测和记录生命体征,准确记录出入量,密切观察心脏压塞症状的变化,发现病情变化尽快向医师报告,以便及时处理。

3.心包切开术的护理

心包切开引流术的目的是缓解压迫症状,防止心肌萎缩。

(1)术前向患者说明手术的意义和手术的必要性、可靠性,解除患者的顾虑,使患者和家属增强对手术的心理适应性和对医务人员的信任感。

(2)术后做好引流管的护理,记录引流液的量和性质,并按要求留标本并送检;同时严密观察患者的脉搏、心率、心律和血压变化,如有异常及时向医师报告并协助处理。

4.健康指导

教育缩窄性心包炎患者应注意充分休息,加强营养,注意防寒保暖,防止呼吸道感染;应尽早接受手术治疗,以恢复血流动力学和明显改善临床症状。

(九)护理评价

(1)活动后心慌、气短、乏力等症状有无减轻或缓解,日常生活能否自理。

(2)水肿是否减轻或已消失,颈静脉怒张、肝大、腹水等是否减轻或已恢复正常。

第三节 感染性心内膜炎

感染性心内膜炎为心脏内膜表面的微生物感染,伴赘生物形成。赘生物为大小不等、形状不一的血小板和纤维素团块,内含大量微生物和少量炎性细胞。瓣膜为最常受累部位,但感染也可发生在间隔缺损部位、腱索或心壁内膜。该病根据病程分为急性和亚急性:①急性感染性心内膜炎的特征为中毒症状明显;病程进展迅速,数天至数周引起瓣膜破坏;感染迁移多见;病原体主要为金黄色葡萄球菌。②亚急性感染性心内膜炎的特征为中毒症状轻;病程数周至数月;感染迁移少见;病原体以草绿色链球菌多见,其次为肠球菌。

感染性心内膜炎又可分为自体瓣膜、人工瓣膜和静脉药瘾者的心内膜炎。

一、自体瓣膜心内膜炎

(一)病因及发病机制

1.病因

链球菌和葡萄球菌分别占自体心内膜炎病原微生物的65%和25%。急性自体瓣膜心内膜炎主要由金黄色葡萄球菌引起,少数由肺炎链球菌、淋病奈瑟菌、A族链球菌和流感嗜血杆菌等所致。亚急性自体瓣膜心内膜炎最常见的致病菌是草绿色链球菌,其次为D族链球菌、表皮葡萄球菌,其他细菌较少见。

2.发病机制

(1)亚急性病例至少占2/3,发病与下列因素有关。①血流动力学因素:亚急性感染性心内膜炎主要发生于器质性心脏病,这类器质性心脏病为心脏瓣膜病;其次为先天性心血管病,如室间隔缺损、动脉导管未闭、法洛四联症和主动脉瓣缩窄。赘生物常位于血流从高压腔经病变瓣口或先天缺损处至低压腔产生高速射流和湍流的下游,可能与这些部位的压力下降和内膜灌注减少,有利于微生物沉积和生长有关。高速射流冲击心脏或大血管内膜处致局部损伤易于感染。②非细菌性血栓性心内膜炎病变:当心内膜的内皮受损,暴露其下结缔组织的胶原纤维时,血小板在该处聚集,形成血小板微血栓和纤维蛋白沉着,成为结节样无菌性赘生物,称非细菌性血栓性心内膜病变。③短暂性菌血症:各种感染或细菌寄居的皮肤黏膜的创伤常导致暂时性菌血症,循环中的细菌若定居在无菌性赘生物上,即可发生感染性心内膜炎。④细菌感染无菌性赘生物:取决于发生菌血症之频度和循环中细菌的数量、细菌黏附于无菌性赘生物的能力。草绿色链球菌从口腔进入血流的机会频繁,黏附力强,因而成为亚急性感染性心内膜炎的最常见致病菌。

细菌定居后,迅速繁殖,促使血小板进一步聚集和纤维蛋白沉积,感染赘生物增大。当赘生物破裂时,细菌又被释放进入血流。

(2)急性自体瓣膜心内膜炎的发病机制尚不清楚,主要累及正常心瓣膜,主动脉瓣常受累。病原菌来自皮肤、肌肉、骨骼或肺等部位的活动感染灶。循环中细菌量大,细菌毒力强,具有高度侵袭性和黏附于内膜的能力。

(二)临床表现

1.症状

从暂时的菌血症至出现症状的时间长短不一,多在 2 周以内。

(1)亚急性感染性心内膜炎起病隐匿,可有全身不适、乏力、食欲缺乏、面色苍白、体重减轻等非特异性症状,头痛、背痛和肌肉关节痛常见。发热是最常见的症状,多呈弛张热型,午后和夜间体温较高,伴寒战和盗汗。

(2)急性感染性心内膜炎以败血症为主要临床表现。起病急骤,进展迅速,患者出现高热、寒战、呼吸急促,伴有头痛、背痛、胸痛和四肢肌肉关节疼痛,突发心力衰竭者较为常见。

2.体征

(1)心脏杂音:80%～85%的患者可闻及心脏杂音,杂音性质的改变为该病的特征性表现,急性者要比亚急性者更易出现杂音强度和性质的变化,可由基础心脏病和/或心内膜炎导致瓣膜损害所致,与赘生物的生长和破裂、脱落有关。腱索断裂或瓣叶穿孔是迅速出现新杂音的重要因素。

(2)周围体征:多为非特异性,近年已不多见。①瘀点,可出现于任何部位,以锁骨以上皮肤、口腔黏膜和睑结膜常见。②指和趾甲下线状出血。③Osler 结节,为指和趾垫出现的豌豆大的红色或紫色痛性结节,略高出皮肤,常见于亚急性者。④Roth 斑,为视网膜的卵圆性出血斑块,其中心呈白色,多见于亚急性者。⑤Janeway 损害,是位于手掌或足底,直径 1～4 mm 的无压痛出血红斑,常见于急性者。

(3)动脉栓塞:多见于病程后期,但对于约 1/3 的患者是首发症状。赘生物引起动脉栓塞占20%～40%,栓塞可发生在机体的任何部位。脑、心脏、脾、肾、肠系膜、四肢和肺为临床常见的动脉栓塞部位。脑栓塞时可出现神志和精神改变、视野缺损、失语、吞咽困难、瞳孔大小不对称、偏瘫、抽搐或昏迷等表现。肾栓塞时常出现腰痛、血尿等,严重者可有肾功能不全。脾栓塞时,患者出现左上腹剧痛,呼吸或体位改变时加重。肺栓塞时常发生突然胸痛、气急、发绀、咯血。

(4)其他:贫血较常见,主要由感染导致骨髓抑制而引起,多为轻度、中度,晚期患者可重度贫血。15%～50%的病程超过 6 周的患者可有脾大。部分患者可见杵状指(趾)。

(三)并发症

(1)心脏并发症:心力衰竭为最常见并发症,其次为心肌炎。

(2)动脉栓塞和血管损害多见于病程后期,对于部分患者可为首发症状。①脑:约 1/3 的患者有神经系统受累,表现为脑栓塞、脑细菌性动脉瘤、脑出血(细菌性动脉瘤破裂引起)和弥漫性脑膜炎。患者出现神志和精神改变、失语、视野缺损、轻偏瘫、抽搐或昏迷等表现。②肾:大多数患者有肾脏损害,包括肾动脉栓塞、肾梗死、肾小球肾炎和肾脓肿。迁移性脓肿多见于急性患者。肾栓塞常血尿、腰痛等,严重者可有肾功能不全。③脾:发生脾栓塞,患者出现左上腹剧痛,呼吸或体位改变时加重。④肺:肺栓塞常突然胸闷、气急、胸痛、发绀、咯血等。⑤动脉:肠系膜动脉损害可出现急腹症症状;肢体动脉损害出现受累肢体变白或发绀、发冷、疼痛、跛行,甚至动脉搏动消失。⑥其他:可有细菌性动脉瘤。迁移性脓肿多见于急性期患者。

二、人工瓣膜心内膜炎

发生于人工瓣膜置换术后 60 天以内者为早期人工瓣膜心内膜炎,60 天以后发生者为晚期人工瓣膜心内膜炎。早期人工瓣膜心内膜炎常为急性暴发性起病,约 1/2 的致病菌为葡萄球菌,致病菌还包括革兰阴性杆菌和真菌。晚期人工瓣膜心内膜炎以亚急性表现常见,致病菌以链球菌最常见,其次为葡萄球菌。除赘生物形成外,常致人工瓣膜部分破裂、瓣周漏、瓣环周围组织和心肌脓肿,最常累及主动脉瓣。术后发热,出现心脏杂音、脾大或有周围栓塞征,血培养同一种细菌呈阳性结果至少 2 次,可诊断该病。该病预后不良,难以治愈。

三、静脉药瘾者心内膜炎

静脉药瘾者心内膜炎多见于年轻男性。致病菌最常来源于皮肤,药物污染所致者较少见。金黄色葡萄球菌为主要致病菌,其次为链球菌、革兰阴性杆菌和真菌。该病大多累及正常心瓣膜,三尖瓣受累占 50% 以上,其次为主动脉瓣和二尖瓣受累。急性发病者多见,常伴有迁移性感染灶。亚急性表现多见于有感染性心内膜炎史者。伴右心金黄色葡萄球感染的年轻患者病死率在 5% 以下,而左心革兰阴性杆菌和真菌感染者预后不良。

四、护理

(一)护理目标

患者的体温恢复正常,心功能改善,活动耐力增加;营养改善,抵抗力增强;焦虑减轻,未发生并发症或发生后被及时控制。

(二)护理措施

1.一般护理

(1)休息与活动:急性感染性心内膜炎患者应卧床休息,限制活动,保持环境安静、空气新鲜,减少探视。亚急性感染性心内膜炎患者可适当活动,但应避免剧烈运动及情绪激动。

(2)饮食:给予清淡、高热量、高蛋白、高维生素、低胆固醇、易消化的半流食或软食,补充营养和水分。心力衰竭者适当限制钠盐的摄入量。注意变换饮食的口味,鼓励患者多饮水,做好口腔护理,以增进食欲。

2.病情观察

(1)观察体温及皮肤黏膜变化:每4~6小时测量一次体温,准确绘制体温曲线,以反映体温的动态变化,判断病情进展及治疗效果。评估患者有无皮肤瘀点、指(趾)甲下线状出血、Osler结节等皮肤黏膜病损。

(2)栓塞的观察:注意观察脑、肾、肺、脾和肢体动脉等栓塞的表现,脑栓塞时出现神志和精神改变、失语、偏瘫或抽搐等,肾栓塞时出现腰痛、血尿等,肺栓塞时发生突然胸痛、呼吸困难、发绀和咯血等,脾栓塞时出现左上腹剧痛,肢体动脉栓塞表现为肢体变白或发绀、皮肤温度降低、动脉搏动减弱或消失等。有变化及时向医师报告并协助处理。

3.发热护理

高热患者应卧床休息。使注意病室的温度和湿度适宜。给予冰袋物理降温或温水擦浴等,准确记录体温变化。患者出汗较多时可在其衣服和皮肤之间垫上柔软的毛巾,便于潮湿后及时更换,增强患者的舒适感,并防止因频繁更衣而导致患者受凉。保证被服干燥、清洁,以增加患者的舒适感。

4.用药护理

抗微生物药物治疗是最重要的治疗措施。遵医嘱给予抗生素治疗,观察用药效果。坚持大剂量、全疗程、长时间的抗生素治疗,严格按照时间点用药,以确保维持有效的血药浓度。注意保护静脉,可使用静脉留置针,避免多次穿刺而增加患者的痛苦。注意观察药物的不良反应。

5.正确采集血培养标本

告诉患者暂时停用抗生素和反复多次采血培养的必要性,以取得患者的理解与配合。该病的菌血症为持续性,无须在体温升高时采血。每次采血量为10～20 mL,做需氧菌和厌氧菌培养,至少培养3周。

(1)对未经治疗的亚急性患者,应在第一天每间隔1小时采血1次,共3次。如次日未见细菌生长,重复采血3次后,开始抗生素治疗。

(2)对用过抗生素者,停药2～7天再后采血。

(3)急性患者入院后应立即为其安排采血,在3小时内每隔1小时采血1次,共取3次血标本后,按医嘱开始治疗。

6.心理护理

由于发热、感染不易控制,疗程长,甚至出现并发症,患者常出现情绪低落、恐惧心理,应加强与患者的沟通,耐心解释治疗的目的与意义,安慰、鼓励患者,给予心理支持,使其积极配合治疗。

7.健康指导

教患者及其家属有关该病的知识,告知坚持足够疗程的抗生素治疗的重要意义。在给患者施行口腔手术,泌尿道、生殖道和消化道的侵入性检查或外科手术前应预防性使用抗生素。嘱患者注意防寒保暖,保持口腔和皮肤清洁,少去公共场所,减少病原体入侵的机会。教会患者自我监测体温变化、有无栓塞表现,定期门诊随访。教育家属应给患者照顾、精神支持,鼓励患者积极治疗。

(三)护理评价

通过治疗和护理,患者的体温基本恢复正常,心功能得到改善,活动耐力提高;营养状况改善,抵抗力增强;焦虑减轻,未发生并发症或并发症发生后得到及时控制。

第四节　恶性心律失常

恶性心律失常是指在短时间内引起血流动力学障碍,导致患者晕厥甚至猝死的心律失常。它主要指危及生命的室性心律失常,如危险性室性期前收缩(多源性室性期前收缩、成对室性期前收缩、伴有 R-on-T 现象的期前收缩)、持续室性心动过速(室速)、尖端扭转型室性心动过速、心室扑动(室扑)与心室颤动(室颤)、严重室内传导阻滞或完全性房室传导阻滞等。它是根据心律失常的程度及性质分类的一类严重心律失常,也是一类需要紧急处理的心律失常。

一、期前收缩

根据异位起搏点部位的不同,期前收缩可分为房性、房室交界区性和室性期前收缩。期前收缩起源于一个异位起搏点,称为单源性;起源于多个异位起搏点,称为多源性。

临床上将偶尔出现的期前收缩称为偶发性期前收缩。如果期前收缩>5 个/分,称为频发性期前收缩。如每一个窦性搏动后出现一个期前收缩,称为二联律;每两个窦性搏动后出现一个期前收缩,称为三联律;每一个窦性搏动后出现两个期前收缩,称为成对期前收缩。

(一)病因及发病机制

1.病因

各种器质性心脏病(如冠心病、心肌炎、心肌病、风湿性心脏病、二尖瓣脱垂)可引起期前收缩。电解质紊乱、应用某些药物亦可引起期前收缩。另外,健康人在过度劳累、情绪激动、大量吸烟和饮酒、饮浓茶、喝咖啡时可发生期前收缩。

2.发病机制

心律失常有多种不同机制,如返折、异常自律性、后除极触发激动,主要心律失常的电生理机制主要包括冲动形成异常、冲动传导异常以及两者并存。

(1)冲动形成异常:①常自律性状态:窦房结、结间束、冠状窦口周围、房室结的远端和希氏束-浦肯野系统的心肌细胞均有自律性。自主神经系统兴奋性改变或心肌传导系统的内在病变,均可导致原有正常自律性的心肌细胞发放不适当的冲动,如窦性心律失常、逸搏心律。②异常自律性状态:正常情况下心房、心室肌细胞是无自律性的快反应细胞,病变使膜电位降低达$-60 \sim -50$ mV 时,这些细胞出现异常自律性,而原本有自律性的快反应细胞(浦肯野纤维)的自律性也增高,异常自律性引起心律失常,如房性或室性快速心律失常。③后除极触发激动:当局部儿茶酚胺浓度升高、血钾含量高、血钙含量高、洋地黄中毒及心肌缺血再灌注时,心房、心室与希氏束-浦肯野系统在动作电位后可产生除极活动,被称为后除极。若后除极的振幅增大并抵达阈值,便可引起反复激动,可导致持续性快速性心律失常。

(2)冲动传导异常:折返是所有快速性心律失常最常见的发病机制,传导异常是产生折返的基本条件。传导异常包括:①心脏两个或多个部位的传导性与应激性各不相同,相互连接形成一个有效的折返环路;②折返环的两支应激性不同,形成单向传导阻滞;③另一个通道传导缓慢,使原先发生阻滞的通道有足够的时间恢复兴奋性;④原先阻滞的通道再次激动,从而完成一次折返激动。冲动在环内反复循环,从而产生持续而快速的心律失常。

(二)临床表现

偶发期前收缩大多无症状,可有心悸或感到1次心跳加重或有心跳暂停感。频发期前收缩使心排血量降低,引起乏力、头晕、胸闷等。

脉搏检查可有脉搏不齐,有时期前收缩本身的脉搏减弱。听诊呈心律失常,期前收缩的第一心音常增强,第二心音相对减弱甚至消失。

(三)辅助检查

1.房性期前收缩

特点:①P波提前发生,其形态与窦性P波稍有差异,提前发生的P波PR间期>0.12秒;②提前的P波后继以形态正常的QRS波;③期前收缩后常可见不完全性代偿间歇。

2.房室交界性期前收缩

特点:①提前出现的QRS-T波群,该QRS-T波形态与正常窦性激动的QRS-T波群基本相同;②P波为逆行型(在标准的Ⅱ导联、Ⅲ导联与aVF导联中倒置),可出现在QRS波群之前(PR间期<0.12秒),或出现在QRS波群之后(RP间期<0.20秒),偶尔可埋没于QRS波群之内;③期前收缩后多见有完全性代偿间歇。

3.室性期前收缩

特点:①提前出现的QRS-T波群前无P波;②提前出现的QRS波群宽大、畸形,时限通常>0.12秒;③T波与QRS波群主波方向相反;④期前收缩后可见完全性代偿间歇。

4.室性期前收缩的类型

间位性室性期前收缩即室性期前收缩恰巧插入两个窦性搏动之间;二联律指每个窦性搏动后跟随一个室性期前收缩,三联律指每两个窦性搏动后跟随一个室性期前收缩,如此类推;连续发生两个室性期前收缩称为成对室性期前收缩;同一导联内室性期前收缩形态不同者称多形或多源性室性期前收缩。

(四)诊断

1.病因与诱因

期前收缩可发生于正常人,但是心脏神经症与器质性心脏病患者更易发生。情绪激动、精神紧张、疲劳、消化不良、过度吸烟、过度饮酒或喝浓茶都可引发期前收缩。冠心病、心肌炎、晚期二尖瓣病变、甲亢性心脏病患者常易发生期前收缩。洋地黄、奎尼丁、拟交感神经类药物、氯仿、环丙烷麻醉药等的毒性作用,缺钾,心脏手术或者心导管检查均可引起期前收缩。

2.临床表现特点

期前收缩可无症状,亦可有心悸或心搏骤停感。频发的期前收缩可导致乏力、头晕等,原有心脏病者可诱发或者加重心绞痛或心力衰竭。听诊可发现心律失常,期前收缩后有较长的代偿间歇。期前收缩的第一心音多增强,第二心音多减弱或消失。期前收缩呈二联律或三联律时,可听到每两次或三次心搏后有长间歇。期前收缩插入 2 次正规心搏间,可表现为 3 次心搏连续。脉搏触诊可发现间歇脉。

3.辅助检查

辅助检查依据心电图的特点。

(五)治疗

1.病因治疗

积极治疗病因,消除诱因。例如,改善心肌供血,控制炎症,纠正电解质紊乱,防止情绪紧张和过度疲劳。

2.对症治疗

偶发期前收缩无重要临床意义,不需要特殊治疗,亦可用小量镇静药或 β 受体阻滞剂。对症状明显、呈联律的期前收缩需应用抗心律失常药物来治疗,如频发房性、交界区性期前收缩,常选用维拉帕米、β 受体阻滞剂等。对室性期前收缩常选用利多卡因、胺碘酮等。对洋地黄中毒引起的室性期前收缩应立即停用洋地黄,并给予钾盐和苯妥英钠。

二、室性心动过速

室性心动过速(ventricular tachycardia,VT)简称室速,是指起源于希氏束分叉以下部位、自发、连续 3 个和 3 个以上、频率>100 次/分的室性心动过速。该病常见于器质性心脏病,如冠心病、急性心肌梗死或急性缺血、各种心肌病,也见于心肌炎、风心病、二尖瓣脱垂、主动脉瓣狭窄、先天性心脏病中伴有肺动脉高压和右心室发育不良者,亦可由严重电解质紊乱、药物中毒或心脏手术引起。

一次室速发作的持续时间超过 30 秒,或不到 30 秒即引起血流动力学的紊乱,必须紧急处理,为持续性室速。若发作不足 30 秒即自动终止,则为非持续性室速。

(一)临床表现

(1)轻者可无自觉症状或仅有心悸、胸闷、乏力、头晕、出汗等轻微的不适感。

(2)器质性心脏病并发室速,伴发频率较快者常出现血流动力学紊乱,出现心慌、胸闷、气促、低血压、休克、眩晕和昏厥,也可出现急性心力衰竭、急性肺水肿、呼吸困难、心绞痛,心肌梗死和脑供血不足,甚至发展为室扑/室颤、阿-斯综合征而猝死。

(3)心率为 130～200 次/分,节律整齐或轻微不齐,第一心音强弱不等,颈静脉搏动与第一心音不一致,可见"大炮波"。有血流动力学障碍者可出现血压降低、呼吸困难、大汗、四肢冰冷等表现。

(二)心电图检查

(1)连续出现 3 个或 3 个以上宽大、畸形的 QRS 波,QRS 间期＞0.12 秒,P 波与 QRS 波之间无固定关系,常伴 ST-T 改变。

(2)心率为 100～250 次/分,心律规则或略不规则。

(3)可有房室分离、心室夺获或/和室性融合波。

(4)可有单形性和多形性室速。

(5)室速前后可见室性期前收缩,形态通常一致,但也有不一致者。

(6)室速可自行终止,终止前常有频率和节律的改变,也可转变为室扑或室颤,转变前多有心室率的加速。

(三)治疗原则

(1)无器质性心脏病患者发生非持续性室速,如无症状及晕厥发作,无须进行治疗。持续性室速发作,无论有无器质性心脏病,均应给予治疗。对有器质性心脏病的非持续性室速亦应考虑治疗。

(2)对无血流动力学障碍者,可应用利多卡因、索他洛尔、普罗帕酮等药物终止室速。药物无效时,可选用胺碘酮或直流电复律。

(3)对有血流动力学障碍者,首选同步直流电复律。

(4)对洋地黄中毒引起的室速,不宜用电复律,应给予药物治疗。

(5)消除诱发室速的诱因,如纠正低钾血症、休克,停用洋地黄制剂。

（6）积极治疗原发病。例如，积极治疗心功能不全，重建冠脉血运以改善心肌供血。

（四）疗效标准

1.痊愈

通过射频消融消除室速病灶，使其不再发作，或通过植入式心律转复除颤器（ICD）自动转复治疗室速发作，或治疗原发疾病、消除室速的诱发因素后室速不再发作。

2.好转

通过各种治疗手段室速发作频率、持续时间明显减少。

3.加重

室速发作频率、持续时间明显增加，临床症状加重。

（五）预防复发

（1）去除病因，例如，治疗心肌缺血，纠正水、电解质平衡紊乱，治疗低血压、低钾血症，治疗充血性心力衰竭，这些有助于减少室速发作的次数。

（2）窦性心动过缓或房室传导阻滞时，心室率过于缓慢，有利于室性心律失常的发生，可给予阿托品治疗，或应用人工心脏起搏。

（3）考虑药物长期治疗的毒副作用，最好通过电生理检查来筛选。

（4）对 QT 间期延长的患者优先选用ⅠB 类药，如美西律。普罗帕酮疗效确切，不良反应较少，亦可优先选用。

（5）β受体阻滞剂能降低心肌梗死后猝死的发生率，对预防心肌梗死后心律失常的疗效较好。

（6）维拉帕米对大多数室速无预防效果，但可应用于"维拉帕米敏感性室速"患者，此类患者常无器质性心脏病基础，QRS 波群呈右束支传导阻滞伴有电轴左偏。

（7）单一药物无效时，可联合应用作用机制不同的药物，各药物用量均可减少。

（8）对缓慢性心律失常基础上出现的室速，可考虑安装起搏器，并合用抗心律失常药物。

（9）对发作时有明显血流动力学障碍者、通过射频消融术不能根治的室性心动过速者，可植入 ICD 预防心脏性猝死。

（10）持续性室速或心脏骤停复苏后患者如有器质性心脏病，首选 ICD。

(11)对特发性室速,可经导管射频消融术予以根治。

三、尖端扭转型室速

尖端扭转型室速(torsade de pointes,TDP)是多形性室速的一个特殊类型,发作时 QRS 波形态多变,振幅与波峰呈周期性改变,主波方向沿等电位线向上或向下波动而近似扭转。通常在原发或继发性 QT 间期延长的基础上发生。病因可为先天性,有低钾血症或低镁血症,应用 I A 类药物或某些 I C 类药物、吩噻类和三环类抗抑郁药,颅内病变,心动过缓(特别是三度房室传导阻滞)等。

(一)临床表现

(1)心律绝对不规则,脉搏细速,常可闻及分裂的心音和奔马律。

(2)面色苍白,四肢厥冷,可伴有不同程度的神经、精神症状。

(二)心电图检查

(1)发作时 QRS 波群的振幅与波群呈周期性改变,宛如围绕等电位线扭转,频率为 200~250 次/分钟。

(2)可发生在窦性心动过缓或完全性传导阻滞的基础上。

(3)QT 间期通常>0.5 秒,U 波明显,T-U 波融合,有时这种异常仅出现在心动过速前一个心动周期。

(4)室性期前收缩发生在舒张晚期,落到前面 T 波终末部分可诱发室速。

(5)长-短周期序列之后,易诱发尖端扭转型室速。

(6)短联律间期的尖端扭转型室速,其前无长间歇或心动过速,配对间期极短,易发展为室颤。

(7)无 QT 间期延长的多形性室速有时类似于尖端扭转型室速,应予以鉴别。

(三)治疗原则

(1)纠正可逆性诱因及病因,尤其是导致 QT 间期延长的病变或药物。

(2)首先静脉注射硫酸镁(硫酸镁 2 g 加入生理盐水中,稀释至 40 mL,缓慢注射,然后以 8 mg/min 静脉滴注)。

(3)避免使用 I A 类、I C 类和Ⅲ类可加重 QT 间期延长的药物。

(4)缓慢心律失常时,临时选用异丙基肾上腺素或阿托品或起搏治疗。

(5)对先天性长 QT 综合征患者,可选用 β 受体阻滞剂、左颈胸交感神经切断术或 ICD 等。

（四）预防复发

（1）长期口服 β 受体阻滞剂。

（2）对于获得性药物或电解质紊乱造成的扭转性室速，清除诱因可预防复发。

四、室扑/室颤

室扑与室颤分别为心室肌快而微弱的无效收缩或各部位心室肌不协调乱颤，心脏无排血，心音和脉搏消失，心、脑等器官和周围组织血液灌注停止，导致阿-斯综合征发作和猝死。室扑与室颤为致命性心律失常，常见于急性心肌梗死、心肌炎、完全性房室传导阻滞、严重低钾血症与高钾血症、心脏手术、低温麻醉、心血管造影或心导管检查术、严重缺氧、电击以及溺水等。

（一）临床表现

（1）意识丧失，抽搐，呼吸不规则或停顿，甚至死亡。

（2）心音消失，脉搏摸不到，血压测不出，瞳孔散大，对光反射消失等。

（二）心电图检查

（1）心室扑动呈正弦波图形，波幅大而规则，频率为 150～300 次/分，不能区分 QRS 波群与 ST-T 波群，很快转为室颤。

（2）心室颤动，无法识别 QRS 波群、ST 段与 T 波，代之以形态、振幅和间期绝对不规则的小振幅波，频率为 250～500 次/分，持续时间较短，若不及时抢救，心电活动很快消失。

（三）治疗原则

（1）立即进行心肺脑复苏。

（2）电除颤，若无效，静脉注射肾上腺素，再次电除颤。若无效，静脉注射胺碘酮后电除颤。

（四）预防

（1）进行病因防治。

（2）监测室性心律失常，或以心电图运动负荷试验或临床电生理技术诱发室性快速心律失常，以识别发生原发性室颤的高危患者。

（3）应用抗心律失常药物消除室速，减少复杂性室性期前收缩（如室性期前收缩连发、多源性室性期前收缩、伴 R-on-T 的室性期前收缩）。

（4）用起搏器或手术治疗慢性反复发作的持久性室速或预激综合征伴心室

率快速的房颤、房扑患者。

（5）用冠状动脉旁路移植术或经皮冠状动脉球囊扩张术、旋切术、旋磨术、激光消融术、支架放置术等改善心肌供血。切除室壁瘤及其边缘部内膜下组织以切断室性心律失常的折返途径。

（6）急性心肌梗死后长期应用β受体阻滞剂。

五、护理

（一）一般护理

（1）执行内科一般护理常规。

（2）严重心律失常患者应卧床休息；当心律失常发作导致心悸、胸闷、头晕等不适时采取高枕卧位或半卧位，避免左侧卧位，因取左侧卧位时患者常能感觉到心脏搏动而使不适感加重。

（3）给氧：根据患者心律失常的类型及缺氧症状，对伴有血流动力学障碍，出现胸闷、发绀的患者，给予2～4 L/min的氧气吸入。

（4）保持大便通畅。心动过缓患者避免排便时屏气，以免兴奋迷走神经而加重心动过缓。

（二）饮食护理

（1）给予低热量、易消化的饮食。嘱患者避免饱餐及摄入浓茶、咖啡等易诱发心律失常的兴奋性食物，禁止吸烟和酗酒。

（2）合并低钾血症患者进食含钾高的食物（如橙子、香蕉）。

（三）用药护理

严格按医嘱按时、按量给予抗心律失常药物，静脉注射速度宜慢（腺苷除外），一般5～15分钟内注射完，静脉滴注药物时尽量用输液泵调节速度。静脉用胺碘酮易引起静脉炎，应选择大血管，配制时药物的浓度不要过高，严密观察穿刺局部的情况，谨防药物外渗。观察患者的意识和生命体征，必要时监测心电图，注意用药前、用药过程中及用药后的心率、心律、PR间期、QT间期等变化，以判断疗效和有无不良反应。

（四）并发症护理

猝死护理。

1.评估危险因素

评估引起心律失常的原因，如有无冠心病、心力衰竭、心肌病、心肌炎、药物中毒、电解质紊乱、低氧血症和酸碱平衡失调。遵医嘱配合治疗,协助纠正诱因。

2.心电监护

对严重心律失常患者,应持续心电监护,严密监测心率、心律、心电图、生命体征、血氧饱和度。早期识别易猝死型心律失常,严密监测。

3.配合抢救

备好抗心律失常药物及其他抢救药品、除颤器、临时起搏器等。一旦发生猝死,立即配合抢救。

(五)病情观察

(1)对严重心律失常患者,应持续心电监护,密切监测心率、心律、血氧饱和度和血压,并及时记录病情变化,包括心律失常的类型、发作的频率和起止方式、患者出现的症状。

(2)当出现频发、多源、成对或"R-on-T"现象的室性期前收缩、阵发性室速、窦性停搏、二度和三度房室传导阻滞等严重心律失常时,应立即通知医师。

(3)配合医师进行危重患者的抢救,保证各种仪器(如除颤仪、心电图机、心电监护仪、临时起搏器)处于正常备用状态。

六、延续护理

(一)综合护理评估

1.健康基本情况的评估

(1)一般情况评估:评估患者的意识状态,观察脉搏、呼吸、血压有无异常。询问患者饮食习惯与嗜好、饮食量和饮食种类。评估患者有无水肿,水肿的部位、程度。评估患者皮肤有无破溃、压疮、手术伤口及外伤等。

(2)病史评估:询问患者有无明确药物过敏史,评估患者有无药物不良反应,评估患者既往史及家族史,询问患者有无跌倒史。

2.疾病相关评估

(1)评估患者心律失常的类型、发作频率、持续时间等,询问患者有无心悸、胸闷、乏力、头晕、晕厥等伴随症状。

(2)评估患者此次发病有无明显诱因,如体力活动,情绪波动,饮茶,喝咖啡,饮酒,吸烟,应用肾上腺素、阿托品等药物。

(3)评估患者有无引起心律失常的基础疾病。甲状腺功能亢进、贫血、心肌缺血、心力衰竭等可引起窦性心动过速。甲状腺功能减退、严重缺氧、颅内疾病等可引起窦性心动过缓。窦房结周围神经核心肌的病变、窦房结动脉供血减少、迷走神经张力增大等可导致窦房结功能障碍。

（4）评估患者对疾病的认知：评估患者对疾病知识的了解程度、对治疗及护理的配合程度、经济状况等，评估患者的交流、抑郁程度。

常规行心电图、胸部X线、超声心动图、24小时动态心电图检查，将其作为早期筛查，心内电生理检查可明确是否进一步手术。常规采血测定生化、甲状腺功能、血常规等指标，评估心律失常的危险因素。

3.社会-心理评估

大部分心律失常会影响血流动力学，使患者有各种不适的感受，严重者有濒死感，从而产生焦虑、恐惧及挫败感。因此，要评估焦虑、恐惧及挫败感的程度，还要评估患者的应急能力及适应情况。可应用症状自评量表。

（二）连续护理实施

根据心律失常患者临床治疗护理常规，射频消融术及起搏器植入术术前、术后护理制定连续护理方案。使患者掌握术前、术中、术后注意事项，预防和减少高危患者并发症。指导患者保存术前、术后及复查的影像学资料。医务人员追踪患者术后恢复情况，减少心律失常复发率及术后并发症发生率。

1.入院时

患者从社区的疾病预防及健康观察，到医院的治疗阶段，主要由社区医师、心内科医师及护士参与，明确患者心律失常分型及发病的原因，了解患者在家中服药的情况及患者的情绪和心理状态。

（1）治疗相关方面。对社区建立健康档案的患者，护士要全面了解患者的既往健康信息。对所有患者应用心内科患者连续护理认知问卷对身体、心理及社会状况进行评估。协助患者完成必需的检查项目：血常规、尿常规、便常规、肝功能、肾功能、电解质、血糖、血脂、红细胞沉降率、C反应蛋白、凝血功能、血型、感染性疾病筛查、胸部X线、心电图、24小时动态心电图。告知患者检查注意事项。

（2）护理相关方面。对某些功能性心律失常的患者，应鼓励其维持正常、规律的生活和工作，注意劳逸结合。严重心律失常患者疾病发作时，嘱患者绝对卧床休息。饱食、饮用刺激性饮料（浓茶和咖啡等）、吸烟、酗酒均可诱发心律失常，应避免。指导患者少食多餐，选择清淡、易消化、低盐、低脂和富含营养的饮食。心功能不全的患者应限制钠盐的摄入。应鼓励服用利尿剂的患者多食用富含钾的食物，如橘子、香蕉，避免出现低血钾而诱发的心律失常。

（3）社会-心理方面：患者入院后，责任护士要建立良好的护患关系，使患者以更加积极和健康的心态面对疾病,积极进行心理疏导,缓解患者紧张、焦虑的情绪。告知患者手术及麻醉方式,减少患者因知识缺乏造成的恐惧,必要时遵医嘱用镇静药物。

2.住院时

医疗团队由主管医师、护士组成。按照诊疗指南,对患者进行手术及非手术治疗。

(1)治疗相关方面:护士根据医嘱应用抗心律失常药物,对患者进行输液治疗;术后在监测患者心律的同时,对患者预防出血的注意事项及观察重点进行健康宣教,告知患者饮食注意事项,预防患者术后消化道反应。协助患者练习床上大小便,让患者保证充足的睡眠。

(2)护理相关方面护理措施如下。

抗心律失常药物护理:严格遵医嘱给予抗心律失常药物,注意给药途径、剂量、给药速度等。口服给药应按时、按量服用,静脉注射时应在心电监护下缓慢给药,观察用药中及用药后的心率、心律、血压、脉搏、呼吸、意识变化,观察疗效和药物的不良反应,及时发现药物引起的心律失常。

介入治疗的护理。①伤口的护理:患者回病房后每小时测 1 次血压,连续测6 次,对动脉穿刺口用沙袋加压 6 小时,严密观察穿刺部位有无渗血、渗液及双下肢足背动脉搏动情况,注意双下肢皮肤温度、色泽有无异常变化,如有异常,及时通知医师。②体位的护理:嘱患者患侧肢体制动,卧床休息12 小时;术后伸直穿刺侧肢体,制动 10～12 小时（动脉穿刺时）或 6 小时（静脉穿刺时）,让患者取平卧位,保持髋关节制动,可进行足部的屈曲、后伸、内旋、外旋等;术后 12 小时（动脉穿刺）或 6 小时（静脉穿刺）解绑带,解绑带后 1 小时可下床活动。③饮食要求:患者在解除制动之前,进食软食、半流质饮食,避免辛辣、产气多的食物,进食时把头偏向一侧。④病情观察:出现特殊情况,及时和医师取得联系。心电监护 24 小时,严密观察生命体征及病情变化,观察有无心律失常。对于室性期前收缩的射频消融治疗术后尤其要观察有无室性心动过速,同时给予 24 小时动态心电图监测,观察有无心律失常发生,若有,观察心律失常的形态。经常巡视患者,询问有无胸闷、心悸等不适症状,做好患者生命体征的监护。

永久性人工起搏器植入术的护理。①伤口护理:对穿刺点用 0.5 kg 沙袋压迫 4～6 小时,观察伤口有无渗血,可在相应部位重新加压包扎,每日换药时,注意观察伤口皮肤的色泽,有无血肿形成。若皮下脂肪少,皮肤伤口张力较大,可采用沙袋简短压迫。术后静脉输液治疗,并注意观察体温的变化,连续测体温

3 天,每日 4 次,同时注意伤口有无感染现象。一般术后 7～9 天拆线。②体位护理:手术后帮患者取平卧位或左侧卧位,动作轻柔不宜翻动体位,以免电极导管移位,24 小时禁止翻身,协助患者在床上大小便。24 小时后可指导患者在床上轻度活动,嘱患者 72 小时后可在床边轻度活动,不要过度向前弯腰。活动时指导患者要循序渐进,由肢端关节活动开始。嘱患者避免用力搓擦,避免用力上举术侧手臂,避免突然弯腰、甩手、振臂等动作。③心电监护:术后心电监护 36～48 小时,严密观察起搏心电图,观察起搏的感知和起搏功能,并每日描记全导联心电图 1 次,尤其注意观察是否为有效起搏心律,以便尽早发现电极移位。

(3)社会-心理方面。射频消融术及起搏器植入术术后患者常因疼痛、强迫体位等出现失眠、焦虑、恐惧等,应积极给予干预。告知患者可能出现疼痛的时间、程度,护士根据疼痛评估尺,给予患者减轻疼痛的措施,可以让患者的注意力集中于某项活动,如听轻音乐、阅读、看电视,也可使用放松疗法,依次放松各个部位肌肉,体验全身肌肉紧张和放松的感觉。指导患者多食用一些高热量、高蛋白、高纤维素,富含胶原蛋白、微量元素、维生素 A 及维生素 C 的易消化吸收的食物,注意补充水分,保持体内的水和电解质平衡。

3.出院前

在住院治疗转到居家康复的过渡阶段,心内科护士需要对患者进行心理指导,根据病情需要讲解按时复查和按时服药的重要性和必要性,使其积极配合。

(1)治疗相关方面:指导患者掌握疾病的基本知识,教会患者及其家属饮食管理,起搏器监测的时间及方法,告知患者及其家属出院后门诊复查时间、饮食的控制、锻炼的注意事项、复查资料保存的注意事项、联系医师及随访护士的方法。护士建立心律失常患者健康档案,医院保留患者家庭住址及联系方式,教会患者自测脉搏的方法以及指导患者及其家属学习心肺复苏相关知识。

(2)护理相关方面如下。

射频消融术:①告知患者出院后保持穿刺点局部干燥,在穿刺点长好以前尽量避免沾水。穿刺点出现红、肿、热、痛,提示发生了感染,应及时就医;②患者出院后 1 周内避免抬重物及特殊劳动,如给自行车打气,这样可以有效地预防渗血;③术后 1～2 周即可进行相对正常的生活和工作,但应避免重体力劳动或运动,1～2 个月后可恢复完全正常的生活和工作;④出院后 1～2 周复查心电图 1 次,以后半年每 1～3 个月复查心电图 1 次,必要时复查胸部 X 线、超声心动图及动态心电图。

永久性人工起搏器植入术:①让患者学会自测脉搏,每日 2 次,每次至少

3分钟,取其每分钟的平均值并记录,如果每分钟少于预置心率5次即为异常,应及时到医院就诊。②用半导体收音机检测起搏器的功能,此方法适用于无自身心率的患者。具体方法:首先打开收音机,选择中波波段没有播音的区域,然后把收音机放在起搏器埋藏区,可听到规律的脉冲信号,根据信号的频率自测起搏频率。③避免接触、内燃机、雷达、微波炉等强磁性物体;随身携带起搏器识别卡,写明何时安装起搏器及其类型,以便就医或通过机场安全门时,顺利通过检查。④告知患者出院后保持伤口局部干燥,在伤口愈合前尽量避免沾水。伤口出现红、肿、热、痛,提示发生了感染,应及时就医。

心内科护士建立射频消融术及起搏器植入术术后患者健康档案,医院保留患者家庭住址及联系方式。

(3)社会-心理方面:指导患者及家属掌握该病的康复治疗知识与自我护理方法,帮助分析和消除不利于疾病康复的因素,解除患者的心理负担,调整好睡眠,保证患者休息。

4.出院后

患者出院后出现心律失常复发及起搏器异位、感染等术后并发症,会严重影响治疗效果,甚至危及生命,需要加强相关护理。

(1)治疗相关方面:复诊指导,射频消融术出院后1～2周复查心电图1次,以后每1～3个月复查心电图1次直到半年,必要时复查胸部X线,超声心动图及动态心电图。永久性起搏器植入术术后3个月内每半月随访1次,3个月后每月随访1次,以后每半年随访1次。接近起搏器限定年限时,要缩短随访时间。若患者自觉心悸、胸闷、头晕、黑蒙或自测脉搏缓慢,应立即就医。

(2)护理相关方面如下。

饮食指导:合理的饮食可使病情得到控制,预防并发症。饮食宜低盐、低脂、清淡、易消化、高纤维素。患者应多食新鲜蔬菜和水果,保持大便通畅,忌饱餐,宜少食多餐,每顿七八分饱,每日可增至5餐。忌刺激性饮料,如浓茶、咖啡,嗜烟、酒可诱发心律失常。合并心力衰竭及使用利尿剂时应限制钠盐的摄入,多进含钾的食物,以减轻心脏负荷和防止低血钾症而诱发心律失常。

活动指导:保持良好的心情,改善生活方式,注意生活细节,促进身心休息。无器质性心脏病者应积极参加体育锻炼,调整自主神经功能。器质性心脏病患者可根据心功能情况适当活动,注意劳逸结合,避免情绪激动、过度兴奋或悲伤。最好由医师根据病情制订运动处方,选择正确的运动方式、强度、频率及时间,一般以打太极拳、慢跑、步行为主,3～4次/周,每次30分钟。

用药指导：①常用的钠通道阻滞剂有奎尼丁、普鲁卡因胺等。常见的不良反应有恶心、呕吐、腹泻、视觉和听觉障碍、窦性停搏、房室传导阻滞等。指导患者饭后服用此类药物,学会自测脉搏,服药期间勿驾驶、高空操作,避免靠近火源等。②β受体拮抗剂：常用的有普萘洛尔、美托洛尔等此类药物。可减慢心率,常见的不良反应有心动过缓、窦性停搏、房室传导阻滞、乏力、胃肠不适等,应注意不要突然停药。③钾通道阻滞剂：常用的有胺碘酮、索他洛尔等。常见的不良反应有转氨酶含量升高,角膜色素沉着,心动过缓,最严重的心外毒性为肺纤维化。指导患者定期检查,按医嘱服药,逐渐减量,复查肝功能。④钙通道阻滞剂：有维拉帕米等。常见的不良反应有低血压、心动过缓、房室传导阻滞等。指导患者改变体位时应缓慢,例如,睡醒后先躺一会儿,然后再慢慢坐起,定期检查心电图。

（3）社会-心理方面。保持乐观情绪,避免紧张焦虑和情绪激动,多参加益于健康的娱乐活动,保持身心轻松、愉快。避免过度劳累和用脑过度,生活有规律,保证充足睡眠。随访护士可通过网络信息平台与患者及其家属沟通。随访护士向患者或其家属了解患者疾病控制情况、生活方式改变情况及出现的问题,督促患者按时复查,根据患者的生理、心理状态酌情调整护理方案。

(三)院外延伸护理

延续性护理是通过一系列的行动设计确保患者在不同的健康照护场所(如从医院到家庭)及同一健康照护场所接受不同水平的协作性与连续性照护,通常是指从医院到家庭的延续,包括医院制订出院计划、转诊、患者回归家庭或社区后的持续性随访与指导。心律失常患者,接受手术或非手术治疗后,因为植入起搏器和长期服药,需要心内科护理人员给予连续护理。建立患者的随访档案,可以及时记录病情,有效预防并发症。主管医师是随访的主导因素,随访护士是患者规律复查、观察病情、及时反馈的关键因素。如果医院没有开展心律失常患者的连续护理,患者可以自行保存治疗相关资料,还可通过互联网平台、手机客户端、电话沟通等方式与主管医师或心内科专业人员保持联系,随时接受指导。

1.随访时间

(1)起搏器植入术术后的随访时间为植入后 1、3、6 个月,此后每 3～6 个月随访 1 次。电池耗竭,每个月随访 1 次。

(2)心律失常射频消融术后 1～2 周复查心电图1次,以后每 1～3 个月复查心电图 1 次直到半年,必要时复查胸部 X 线、超声心动图及动态心电图。服用抗凝药物的患者遵医嘱随访。

2.随访内容

(1)起搏器植入术随访内容:全身情况和症状,如原有的头晕、黑蒙、晕厥是否消失;患者的主要体征,如血压、心脏大小、有无杂音;患者心功能状态是否改善;通过起搏心电图观察起搏器的感知功能和起搏功能是否正常;有无并发症,包括局部伤口愈合情况及其他并发症。

(2)心律失常射频消融术后随访内容包括心悸、心慌等症状是否消失;1～2周复查心电图1次,以后1～3个月复查心电图1次直到半年,必要时复查胸部X线、超声心动图及动态心电图;了解24小时动态心电图是否正常。

3.随访方式

设定专人负责定期拨打随访电话或门诊复查。射频消融术及起搏器植入术是逐渐发展起来的治疗心律失常的技术,可延长患者的寿命,改善生活质量。随着技术成熟及普遍应用,越来越多的术后患者需要更长期、更广泛的连续护理服务,这对护理工作也提出更高的要求。社区-家庭相互联系的统一整体使心律失常患者能够得到连续、专业的护理。

第五节　急性心力衰竭

急性心力衰竭是指急性心脏病变引起心排血量急剧降低而导致的组织器官灌注不足和急性淤血综合征。临床上以急性左心衰竭较为常见,主要表现为肺水肿或心源性休克,是严重的急危重症,抢救是否及时、合理与患者预后密切相关。急性右心衰竭即急性肺源性心脏病,主要由大面积肺梗死所致。

一、病因与发病机制

使心排血量急剧降低和肺静脉压突然升高的心脏结构或功能性突发异常,均可导致急性左心衰竭。

(一)急性弥漫性心肌损害

急性弥漫性心肌损害(如急性广泛心肌梗死、急性重症心肌炎)引起心肌收缩力急剧下降。

(二)急性机械性阻塞

急性机械性阻塞引起心脏压力负荷突然加重,排血受阻,如严重的心瓣膜狭窄、心室流出道梗阻、心房内血栓或黏液瘤嵌顿、动脉主干或大分支栓塞。

(三)急性心脏容量负荷加重

该类病因外伤、急性心肌梗死或感染性心内膜炎等引起的心瓣膜损害穿孔、腱索断裂致瓣膜急性反流、心室乳头肌功能不全、间隔穿孔、主动脉窦动脉瘤破裂入心腔以及静脉输血或输液过多或过快。

(四)急性心室舒张受限

该类病因如急性大量心包积液或积血、快速异位心律。

(五)严重的心律失常

严重的心律失常使心脏暂停排血或排血量明显减少,如心室颤动和其他严重的室性心律失常、心室暂停、明显的心动过缓。

上述原因导致心排血量急剧减少,左室舒张末期压迅速升高,肺静脉回流不畅,肺静脉压快速升高,肺毛细血管压随之升高,使血管内液体渗入肺间质和肺泡内,形成急性肺水肿。肺水肿早期,交感神经激活使血压升高,但随着病情持续进展,血管反应性减弱,血压将逐步下降。

二、临床表现

根据心排血功能减退的程度、速度、持续时间以及代偿程度的不同,急性心力衰竭可表现为晕厥、休克、急性肺水肿和心搏骤停。主要临床表现为急性肺水肿,表现为突发严重的呼吸困难,呼吸频率常达 30~40 次/分,患者强迫坐位,面色灰白,发绀,大汗,烦躁,同时频繁咳嗽,咳粉红色泡沫状痰,极重者可因脑缺氧而致神志模糊。发病开始可有一过性血压升高,病情如不缓解,血压则持续下降直至休克。两肺满布湿啰音和哮鸣音,心率快,心尖部第一心音减弱,可同时伴有舒张早期第三心音奔马律,肺动脉瓣第二心音亢进。

三、治疗

急性左心衰竭病情危急,高度呼吸困难和缺氧是致命性威胁,必须尽快使之缓解。

(一)体位

患者取坐位或半卧位,两腿下垂,以减少静脉回流,降低心脏前负荷。

(二)吸氧

立即高流量鼻导管给氧,对病情特别严重者应采用面罩呼吸机持续加压给氧,以增加肺泡内压,加强气体交换并对抗组织液向肺泡内渗透。在吸氧的同时使用抗泡沫剂,可使肺泡内泡沫消失,增加气体交换面积。一般可将20%～30%的乙醇置于氧气滤瓶中随氧气吸入,若患者不能耐受,可降低乙醇的浓度或间断给予。

(三)镇静

将3～5 mg吗啡稀释后缓慢静脉注射,必要时每隔15分钟重复一次,共2～3次。吗啡既可迅速扩张体静脉,减少回心血量,降低左心房压力和心脏前负荷,又可减少躁动和呼吸困难,降低周围小血管阻力,减轻心脏后负荷,增加心排血量。但对老年患者尤其伴有阻塞性肺病、低血压或休克等患者,吗啡易致呼吸抑制,应慎用或禁用,需要时可酌情减少剂量或改为肌内注射或改用哌替啶。

(四)快速利尿

于2分钟内静脉注射20～40 mg呋塞米,10分钟内可起效,15～30分钟尿量开始增多,60分钟药效达高峰,作用持续3～4小时,4小时后可重复一次。除利尿作用外,该药还有静脉扩张作用,有利于肺水肿的缓解。

(五)血管扩张剂

1.硝普钠

该药是动脉、静脉血管扩张剂,尤其用于高血压性心脏病引起的肺水肿,静脉用药后2～5分钟起效。一般初始剂量为0.5 $\mu g/min$,静脉滴注,然后根据血压调整用量,一般每5分钟增加5～10 $\mu g/min$,直至症状缓解或使收缩压维持在13.3 kPa(100 mmHg)左右。注意在调整用药剂量的最初阶段,要密切观察血压变化,以免血压发生极端变化。对原有高血压者,血压降低幅度(绝对值)以不超过4.0 kPa(30 mmHg)为度。硝普钠含有氰化物,长期连续用药可致氰化物中毒,一般要求连续用药不宜超过7天。

2.硝酸甘油

硝酸甘油可扩张小静脉,降低回心血量,使左心室舒张期末压及肺血管压降低,大剂量还可扩张小动脉而具有降压作用。可先试用舌下含服,也可直接以10 $\mu g/min$开始静脉滴注,然后每5～10分钟增加5～10 $\mu g/min$,直至症状缓解或血压达到上述水平。

(六)其他辅助治疗

1.氨茶碱

氨茶碱可解除支气管痉挛,并有一定的正性肌力、扩血管和利尿作用,对缓解症状起辅助作用。

2.洋地黄制剂

洋地黄制剂最适合用于室上性快速性心律失常引起的肺水肿。毛花苷 C 首剂 0.4～0.8 mg,稀释后静脉注射,2 小时后可酌情再给予 0.2～0.4 mg;地高辛 0.50～0.75 mg,稀释后静脉注射。注意洋地黄类药物对二尖瓣狭窄所致肺水肿无效,但对伴有心房颤动并有快速心室率者,洋地黄可减慢心室率,有利于肺水肿的缓解。

3.α_1 受体阻滞剂

α_1 受体阻滞剂以扩张小动脉为主。以 0.1～1.0 mg/min 开始静脉滴注酚妥拉明,根据血压每 5～10 分钟调整一次剂量,最大剂量可增至 1.5～2.0 mg/min,注意监测血压。该药可引起心动过速,目前已较少应用。静脉注射 25 mg 乌拉地尔,如血压无明显降低,可重复用药,然后以 0.4～2.0 mg/min 的速度静脉滴注,并根据血压调整滴速。

4.低血压患者

对伴有低血压者,宜先用多巴酚丁胺 2.88～14.40 mg/(kg·d),保持收缩压在 13.3 kPa(100 mmHg)以上,再用扩血管药物。

5.静脉穿刺

放血 300～500 mL,尤其用于血容量负荷过重所致的肺水肿。

6.重症患者

对重症患者应采用漂浮导管行床边血流动力学监测,以参考动脉血压及肺毛细血管压的变化调整用药。

7.其他

急性症状缓解后,应着手解除诱因和治疗基该病因。

四、护理

(1)立即协助患者取坐位,让其双腿下垂,减少回心血量而减轻肺水肿。

(2)高流量氧气吸入 6～8 L/min,并通过 20%～30% 的乙醇湿化,使肺泡内泡沫的表面张力降低,泡沫破裂,改善肺泡通气。吸氧时间不宜过长,以免引起乙醇中毒。

(3)严密观察病情变化,注意观察患者的生命体征,判断呼吸困难的程度,观察咳痰的情况、痰的性质和量,了解肺内啰音的变化,定时给患者叩背,协助患者咳嗽、排痰,保持呼吸道通畅。

(4)迅速建立静脉通道,遵医嘱正确使用药物,观察药物的不良反应。使用利尿剂应严格记录尿量;使用血管扩张剂要注意输液速度和血压变化,防止低血压发生。硝普钠要现用现配,避光静脉滴注,防止低血压;静脉使用洋地黄制剂时要注意稀释,速度缓慢、均匀,并注意心率的变化。

(5)注意监测尿量、血气分析结果、心电图的变化,对于安置气囊漂浮导管的患者应监测各项指标的变化。

(6)急性心功能不全患者常因严重呼吸困难而烦躁不安。当患者发生焦虑或恐惧时,应多陪伴患者,向其解释检查和治疗的目的,告诉患者医务人员正在积极采取措施,不适症状会逐渐控制。对严重躁动的患者可遵医嘱给予吗啡以镇静。

第六节 慢性心力衰竭

慢性心力衰竭也称慢性充血性心力衰竭,是大多数心血管疾病的最终归宿,也是最主要的死亡原因。在西方国家心力衰竭的基础心脏病构成以高血压、冠心病为主,我国过去以心瓣膜病为主,但近年来高血压、冠心病所占比例呈明显上升趋势。

一、病因

(一)基该病因

几乎所有的心脏或大血管疾病最终均可引起心力衰竭。心力衰竭反映心脏的泵血功能发生障碍,即心肌的舒缩功能不全。心力衰竭的最常见病因是心肌本身的病变,也可以是心脏负荷过重,或是心脏舒张受限,或上述因素并存。

1.原发性心肌损害

(1)缺血性心肌损害:心肌缺血和心肌梗死是心力衰竭的常见原因。

(2)心肌炎和心肌病:心肌炎症、变性或坏死(如风湿性心脏瓣膜病或病毒性心肌炎、白喉性心肌坏死)以及各种类型的心肌病和结缔组织病心肌损害等,均可引起节段性或弥漫性心肌损害,导致心肌舒缩功能障碍,其中,以病毒性心肌炎和原发性扩张型心肌病最为常见。

(3)心肌代谢障碍性疾病:可见于原发心肌病变(如冠心病、肺心病等所致的心肌能量代谢障碍),也可见于继发性代谢障碍(如糖尿病心肌病、高原病、休克、严重贫血)。

2.心脏负荷过重

(1)压力负荷过重:压力负荷即后负荷,是指心脏在收缩时所承受的阻抗负荷。引起左心室、右心室压力负荷过重的常见疾病包括高血压、主动脉流出道受阻(如主动脉瓣狭窄、主动脉狭窄、梗阻性肥厚型心肌病)以及肺动脉血流受阻(如肺动脉高压、肺动脉瓣狭窄、肺动脉狭窄、阻塞性肺病、肺栓塞)等。

为了克服升高的射血阻力,保证射血量,心室肌早期会发生代偿性肥厚;而持久的负荷过重,会导致心肌发生结构和功能改变,心脏功能代偿失调,最终导致心力衰竭。

(2)容量负荷过重:容量负荷即前负荷,是指心脏在舒张期所承受的容量负荷。容量负荷过重见于以下情况:①心脏瓣膜关闭不全,引起血液反流,加重受血心腔负担,如主动脉瓣、二尖瓣、肺动脉瓣或三尖瓣关闭不全。②先天性分流性心血管病,包括左向右或右向左分流,如房间隔缺损、室间隔缺损、动脉导管未闭和动-静脉瘘,可加重供血心腔负担。③伴有全身血容量增多或循环血量增多的疾病,如慢性或严重贫血、甲状腺功能亢进、脚气性心脏病。

在容量负荷增加早期,心室腔代偿性扩大,心肌收缩功能尚能维持正常,但超过一定限度后,心肌结构和功能将发生改变,即出现心功能失代偿,最终导致心力衰竭。

3.心脏舒张受限

心脏舒张受限见于二尖瓣狭窄、心包缩窄、心脏压塞和原发性限制型心肌病等,可引起心室充盈受限,回心血量下降,导致肺循环或体循环充血。

(二)诱因

心力衰竭往往由一些增加心脏负荷的因素所诱发。常见诱发因素有以下几点。

1.感染

呼吸道感染最常见,其他感染如风湿活动、感染性心内膜炎、泌尿系统感染和各种变态反应性炎症,也可诱发心力衰竭。感染可直接造成心肌损害,也可由其所致发热、代谢亢进和窦性心动过速等增加心脏负荷。

2.心律失常

各种类型的快速性心律失常可导致心排血量下降,增加心肌耗氧量,诱发或加重心肌缺血。心房颤动是器质性心脏病常见的心律失常之一,也是心力衰竭最重要的诱发因素。严重的缓慢性心律失常可直接降低心排血量,诱发心力衰竭。

3.血容量增加

饮食过度、摄入钠盐过多、输入液体过快、短期内输入液体过多等,均可诱发心力衰竭。

4.过度体力活动或情绪激动

体力活动、情绪激动和气候变化等,可增加心脏负荷,诱发心力衰竭。

5.贫血或出血

慢性贫血可致心排血量和心脏负荷增加,同时血红蛋白摄氧量减少,使心肌缺血、缺氧甚至坏死,可导致贫血性心脏病。大量出血使血容量减少,回心血量和心排血量降低,并使心肌供血量减少和反射性心率加快,心肌耗氧量增加,导致心肌缺血、缺氧,诱发心力衰竭。

6.其他因素

(1)妊娠和分娩。

(2)肺栓塞。

(3)治疗方法不当,如洋地黄过量或不足,不恰当地停用降血压药。

(4)原有心脏病变加重或并发其他疾病,例如,心肌缺血进展为心肌梗死,风湿性心瓣膜病风湿活动合并甲状腺功能亢进。

二、病理解剖和病理生理

慢性心力衰竭的病理解剖改变包括以下几种。①心脏改变:如心肌肥厚和心腔扩大。②器官充血性改变:包括肺循环和体循环充血。③血栓形成:包括心房和心室附壁血栓、动脉或静脉血栓形成及器官梗死。心腔内附壁血栓是心力衰竭较特异的病理改变,常见于左心耳、右心耳和左心室心尖部;左侧心腔附壁血栓脱落,可引起体循环动脉的栓塞,栓塞部位多见于腹主动脉分支和主动脉分叉处,可导致脑、肾、四肢、脾和肠系膜等梗死。静脉血栓形成大多由长期卧床、血流迟缓引起,多见于下肢静脉,可导致肺栓塞和肺梗死。

心力衰竭时的病理生理改变十分复杂,当心肌舒缩功能发生障碍时,最根本的问题是出现心排血量下降和血流动力学障碍。此时机体可通过多种代偿机制使心功能在一定时期内维持相对正常,但这些代偿机制的作用有限,且过度代偿有其负性效应,各种代偿机制相互作用,还会衍生出更多反应,因此,最终会发生心功能失代偿,出现心力衰竭。

(一)代偿机制

1.Frank-Starling 机制

正常情况下,心搏量或心排血量与其前负荷(即回心血量)的大小成正比,即增加心脏的前负荷,可使回心血量增多,心室舒张末期容积增加,从而在一定程度上增加心排血量,提高心脏做功的大小,维持心脏功能。但前负荷增加,意味着心室扩张和舒张末期压升高,于是心房压和静脉压也升高,当后者高达一定程度时,就会出现肺静脉或腔静脉系统的充血。因此,前负荷不足或增加过度,均可导致心搏量减少。对左心室而言,使其心搏量达峰值的舒张末期压为 2.0～2.4 kPa(15～18 mmHg)。

2.心肌肥厚

心肌肥厚常常是心脏后负荷增大时的主要代偿机制。心肌肥厚可增强心肌收缩力,克服后负荷阻力,使心排血量在相当长的时间内维持正常,患者可无心功能不全的症状。但肥厚的心肌顺应性差,舒张功能降低,心室舒张末期压升高,客观上心功能障碍已存在。心肌肥厚时,心肌细胞数并不增多,而是以心肌纤维增多为主,细胞核及作为供能物质的线粒体也增大、增多,但增大的程度和速度均落后于心肌纤维,故整体上表现为心肌能源不足,最终会导致心肌细胞死亡。

3.神经体液的改变

当心排血量不足、心腔压力升高时,机体全面启动神经体液调节机制进行代偿。

(1)交感神经-肾上腺髓质系统(SAS)活性增强:心力衰竭时心搏量和血压降低,通过动脉压力感受器反射性激活 SAS,使肾上腺儿茶酚胺分泌增多,产生一系列改变。①去甲肾上腺素作用于心肌细胞 β_1 肾上腺素能受体,增强心肌收缩力并提高心率,在一定程度上增加心排血量。②交感神经兴奋可使外周血管收缩,增加回心血量和提高动脉压,以保证重要脏器的血液供应。然而,交感神经张力持续和过度增大,增加心脏后负荷,加快心率,增加心肌耗氧量;还会引起心脏 β 受体下调,使其介导的腺苷酸环化酶活性降低,并激活肾素-血管紧张素-醛固酮系统;去甲肾上腺素对心肌细胞有直接的毒性作用,可促使心肌细胞凋亡,参与心脏重构。③交感活性升高,使肾灌注压下降,刺激肾素释放,激活肾素-血管紧张素系统(RAS)。④兴奋心脏 α_1 和 β 受体,促进心肌细胞生长。

(2)肾素-血管紧张素-醛固酮系统(RAAS)活性增强:心排血量降低,肾血流量随之减少,RAAS 因此被激活。RAAS 激活后,一方面可使心肌收缩力增强,周围血管收缩,以维持血压,调节血液再分配,保证心、脑等重要脏器的血液供应;另一方面,醛固酮分泌增加,使钠、水潴留,增加总血容量和心脏前负荷,维持心排血量,改善心功能。但血容量的过度增加会加重心力衰竭。

(二)心肌损害和心室重构

原发性心肌损害和心脏负荷过重使心脏功能受损,导致心室扩大或心室肥厚等各种组织结构性变化,这一病理过程称为心室重构。心室重构包括心肌细胞、细胞外基质、胶原纤维网等一系列改变,临床表现为心肌重量和心室容量的增加以及心室形态的改变(横径增加,呈球形)。大量研究表明,心力衰竭发生和发展的基本机制是心室重构。由于基础心脏病的性质和进展速度不同,各种代偿机制复杂多样,心室扩大及肥厚的程度与心功能状态并不平行,例如,有些患者心脏扩大或肥厚已十分明显,但临床上可无心力衰竭表现。如果基础心脏病的病因不能消除,即使没有新的心肌损害,但随着时间的推移,心室重构自身过程仍可不断发展,最终必然会出现心力衰竭。在心力衰竭发生过程中,除各种代偿机制的负面影响外,心肌细胞的能量供应相对或绝对不足,以及能量利用障碍导致心肌细胞坏死和纤维化,也是重要的因素。心肌细胞的减少使心肌整体收缩力下降,纤维化的增加又使心室的顺应性下降,重构更趋明显,心力衰竭更加严重。

(三)舒张功能不全

心脏舒张功能不全可分为两种:一种是主动舒张功能障碍,多由心肌细胞能量供应不足,Ca^{2+}不能及时被肌浆网摄回和泵出胞外所致,例如,冠心病患者有明显心肌缺血时,在出现收缩功能障碍前即可出现舒张功能障碍;另一种是由心室肌的顺应性减退及充盈障碍所致,主要见于心室肥厚(如高血压和肥厚性心肌病)时。这一类病变可明显影响心室的充盈,当左心室舒张末期压过高时,肺循环出现高压和淤血,即舒张性心功能不全,此时心肌的收缩功能尚可保持较好,心排血量也可无明显降低,这种情况多见高血压和冠心病。但需要指出的是,当容量负荷增加、心室扩大时,心室的顺应性是增加的,此时即使有心室肥厚也不致于出现此类舒张性心功能不全。

三、临床表现

临床上左心衰竭最为常见,单纯右心衰竭较少见。全心衰竭可由左心衰竭后继发右心衰竭而致,但更多见于严重广泛心肌病变而同时波及左心和右心者。

（一）左心衰竭

左心衰竭以肺循环淤血及心排血量降低为主要表现。

1.症状

（1）呼吸困难：是左心衰竭最主要的症状。①劳力性呼吸困难是左心衰竭最早出现的症状，是指劳力导致的呼吸困难。因为运动可使回心血量增加，左心房压力升高，从而加重肺淤血。引起呼吸困难的运动量随心力衰竭程度的加重而降低。②端坐呼吸：当肺淤血达到一定程度时，患者便不能平卧，而被迫取坐位或半卧位呼吸。因平卧时回心血量增多且膈肌上抬，使呼吸更为困难，患者必须呈高枕卧位、半卧位甚至端坐位，方可使憋气减轻。③夜间阵发性呼吸困难又称"心源性哮喘"，是左心室衰竭早期的典型表现，患者表现为在入睡后突然因憋气、窒息或恐惧感而惊醒，并被迫迅速采取坐位，以期缓解喘憋症状。发作时可伴有呼吸深快，重者可有肺部哮鸣音。发生机制主要是平卧使血液重新分配，肺血量增加。夜间迷走神经张力增加、小支气管收缩、膈肌上抬和肺活量减少等也是促发因素。④急性肺水肿是"心源性哮喘"的进一步发展，是左心衰竭所致呼吸困难最严重的表现形式。

（2）咳嗽、咳痰、咯血：咳嗽、咳痰是肺泡和支气管黏膜淤血所致，开始常发生于夜间，以白色浆液性泡沫状痰为特点，偶可见痰中带血丝，坐位或立位可使咳嗽减轻。长期慢性淤血性肺静脉压力升高，可促发肺循环与支气管血液循环之间形成侧支，并在支气管黏膜下形成扩张的血管床，这种血管很容易破裂而引起大咯血。

（3）乏力、疲倦、头晕、心慌：这些症状是由心排血量不足致器官、组织灌注不足以及代偿性心率加快所致。

（4）潮式呼吸：见于严重心力衰竭患者，表示预后不良。表现为呼吸有节律地由暂停逐渐加快、加深，再逐渐减慢、变浅，直至呼吸暂停，0.5～1分钟再呼吸，如此周而复始。发生机制为心力衰竭致脑部缺血、缺氧，呼吸中枢敏感性降低，呼吸减弱，二氧化碳潴留；待二氧化碳潴留到一定量时兴奋呼吸中枢，使呼吸加快、加深，排出二氧化碳；随着二氧化碳排出，呼吸中枢又逐渐转入抑制状态，呼吸又减弱直至暂停。严重脑缺氧者还可伴有嗜睡、烦躁和神志错乱等。

（5）泌尿系统症状：严重的左心衰竭使血液进行再分配时，肾血流量明显减少，患者可出现少尿。长期慢性肾血流量减少，可有肾功能不全的相应症状。

2.体征

除原有心脏病体征外，还可有以下体征。

（1）一般体征：重症者可出现发绀、黄疸、颧部潮红、脉快、脉压减小、收缩压降低等；外周血管收缩，可表现为四肢末梢苍白、发冷和指趾发绀等。

（2）心脏体征：慢性左心衰竭者一般均有心脏扩大（单纯舒张性左心衰竭者除外），肺动脉瓣区第二心音亢进，心尖区可闻及收缩期杂音和舒张期奔马律，可出现交替脉。

（3）肺部体征：肺底部湿啰音是左心衰竭者肺部的主要和早期体征，是由肺毛细血管压升高，使液体渗出到肺泡所致。随着病情由轻到重，湿啰音可从局限于肺底部逐渐扩展，直至全肺。此种湿啰音有别于炎症性啰音而成"移动性"，即啰音较多出现在卧位时朝下一侧的胸部。间质性肺水肿时，肺部无干啰音、湿啰音，仅有呼吸音降低。约 25% 的患者出现胸腔积液。

（二）右心衰竭

右心衰竭以体静脉淤血为主要表现。

1.症状

（1）消化道症状：为右心衰竭最常见症状，包括腹胀、食欲减退、恶心、呕吐、便秘、上腹隐痛、右上腹不适、肝区疼痛等，由胃肠道和肝脏淤血所致。

（2）劳力性呼吸困难：无论是继发于左心衰竭的右心衰竭，还是分流性先天性心脏病或肺部疾病所致的单纯性右心衰竭，均可出现不同程度的呼吸困难。

（3）泌尿系统症状：肾淤血可引起肾功能减退，白天尿少，夜尿增多。

2.体征

除原有心脏病体征外，还可有以下体征。

（1）颈静脉征：颈静脉搏动增强、充盈、怒张是右心衰竭时的早期征象，为静脉压升高所致，常以右侧颈静脉较明显。表现为半卧位或坐位时在锁骨上方见颈外静脉充盈，或充盈最高点距离胸骨角水平 10 cm 以上。肝-颈静脉反流征可呈阳性。

（2）肝大、压痛和腹水：是右心衰竭较早出现和重要的体征之一。肝脏因淤血、肿大常伴压痛，持续慢性右心衰竭可导致心源性肝硬化，晚期可出现黄疸、肝功能损害和大量腹水。

（3）水肿：发生于颈静脉充盈和肝大之后。体静脉压力升高使皮肤等软组织出现水肿，其特征为最先出现于身体最低垂的部位（如踝部或骶部），并随病情的加重逐渐向上进展，直至延及全身；水肿发展缓慢，常为对称性和可压陷性。

（4）胸腔和心包积液：由体静脉压力增大所致，因胸膜静脉有一部分回流到肺静脉，故胸腔积液更多见于全心衰竭，以双侧多见，如为单侧，则以右侧更为多见,这可能与右膈下肝淤血有关。有时出现少量心包积液,但不会引起心脏压塞。

(5)心脏体征:可因右心室明显扩大而出现相对性三尖瓣关闭不全的反流性杂音,有时在心前区听到舒张早期奔马律。

(三)全心衰竭

左心衰竭可继发右心衰竭而形成全心衰竭。当右心衰竭出现之后,右心排血量减少,此时由左心衰竭引起的阵发性呼吸困难等肺淤血症状反而有所减轻。扩张型心肌病等表现为左心衰竭、右心衰竭同时发生,肺淤血症状往往不很严重,左心衰竭的主要表现是心排血量减少的相关症状和体征。

(四)舒张性心力衰竭

舒张性心力衰竭是指在心室收缩功能正常的情况下,心室松弛性和顺应性降低,使心室充盈量减少和充盈压升高,导致肺循环和体循环淤血的综合征。研究表明,20%～40%的心力衰竭患者左心室收缩功能正常(除心瓣膜病外)而存在心室舒张功能受损,并引起症状,其余为收缩性心力衰竭合并不同程度的舒张性心力衰竭,且后者往往早于前者出现。舒张性心力衰竭的临床表现可以是无症状、运动耐力下降、气促、肺水肿。多普勒超声心动图可用于诊断舒张性心力衰竭。

(五)心功能的判断和分级

对心力衰竭患者进行心功能分级,可大体上反映病情的严重程度,有助于治疗措施的选择、劳动能力的评定以及患者预后的判断。

NYHA分级即1978年美国纽约心脏病学会(NYHA)提出的分级方案。该分级方案简便易行,几十年来为临床医师习惯使用。主要是根据患者的自觉症状将心功能分为4级。

Ⅰ级:患有心脏病,但体力活动不受限,日常活动不引起过度乏力、心悸、呼吸困难或心绞痛等症状。

Ⅱ级:患有心脏病,体力活动轻度受限,休息时无症状,但日常活动时可出现过度乏力、心悸、呼吸困难或心绞痛等症状。它也称Ⅰ度或轻度心力衰竭。

Ⅲ级:患有心脏病,体力活动明显受限,轻于日常的活动即可引起过度乏力、心悸、呼吸困难或心绞痛等症状。它也称Ⅱ度或中度心力衰竭。

Ⅳ级:患有心脏病,不能从事任何体力活动,休息状态下也可出现心力衰竭症状,并在任何体力活动后加重。它也称Ⅲ度或重度心力衰竭。

四、辅助检查

(一)常规检查

1.外周血液检查

检查结果可有贫血、白细胞计数增加及核左移等。

2.尿常规检查

检查结果可有蛋白尿、管型尿等。

3.水、电解质检查

检查结果可有低钾血症、低钠血症和代谢性酸中毒等。

4.肝、肾功能检查

检查结果可有肝功能异常和血尿素氮、肌酐水平升高等。

(二)超声心动图检查

该检查比 X 线能更准确地提供心包、各心腔大小变化、心瓣膜结构及心功能等情况。

1.收缩功能

射血分数(EF)可以反映心室的收缩功能,以心室收缩末期及舒张末期的容量差值来计算 EF 值,虽不够精确,但方便实用。正常左心室射血分数(LVEF)值>50%,运动时至少增加 5%。

2.舒张功能

多普勒超声是临床上最实用的判断心室舒张功能的方法。若心动周期中舒张早期心室充盈速度最大值为 E 峰,舒张晚期(心房收缩期)心室充盈最大值为 A 峰,则 E/A 的值可反映心室舒张功能。正常人 E/A≥1.2。心室舒张功能不全时,E 峰下降,A 峰升高,则 E/A 降低。如同时记录心音图还可测定心室等容舒张期时间,该指标可反映心室的主动舒张功能。

(三)X 线检查

1.心脏扩大

心影的大小及外形不仅为心脏病的病因诊断提供重要的参考资料,还可间接地反映心脏功能状态。

2.肺淤血

肺淤血的有无及其程度直接反映心功能状态。早期肺静脉压升高时,主要表现为肺静脉扩张,肺门血管影增强,上肺血管影增多,甚至多于下肺。当肺静脉压力超过 4.0 kPa(30 mmHg)时,出现间质性肺水肿,肺野模糊,在肺野外侧还可出现水平线状影 Kerley B 线,提示肺小叶间隔内积液(慢性肺淤血的特征性表现),严重者可出现胸腔积液。急性肺泡性肺水肿时肺门呈蝴蝶状,肺野可见大片融合阴影。

(四)放射性核素心室造影及核素心肌灌注显像

放射性核素心室造影可准确测定左心室容量、LVEF 及室壁运动情况;核素心肌灌注显像可诊断心肌缺血和心肌梗死,对鉴别扩张型心肌病和缺血性心肌病有一定帮助。

(五)心-肺吸氧运动试验

该试验仅适用于慢性稳定性心力衰竭患者。在运动状态下测定患者对运动的耐受量,更能说明心脏的功能状态。运动时肌肉的耗氧量增大,因此所需心排血量也相应地增加。正常人耗氧量每增加100 mL/(min·m^2),心排血量需增加600 mL/(min·m^2)。当患者的心排血量不能满足运动的需要时,肌肉组织就需要从流经自身的单位容积的血液中摄取更多的氧,结果使动-静脉血氧差值增大。当氧供应绝对不足时,就会出现无氧代谢,乳酸增加,呼气中二氧化碳含量增加。

1.最大耗氧量

该试验中的最大耗氧量(VO_{2max})是指即使运动量继续增加,耗氧量也不再增加(已达峰值)时的耗氧量,表明此时心排血量已不能按需要继续增加。心功能正常时,$VO_{2max}>20$ mL/(min·kg),心功能轻度至中度心功能受损时 VO_{2max} 为 16~20 mL/(min·kg),中度至重度受损时 VO_{2max} 为 10~15 mL/(min·kg),极重度受损时 VO_{2max} 低于 10 mL/(min·kg)。

2.无氧阈值

无氧阈值即呼气中二氧化碳的增长超过了耗氧量的增长,标志着无氧代谢出现。通常把两者增加不成比例时的耗氧量作为代表值,此值愈低,说明心功能愈差。

(六)有创性血流动力学检查

床边漂浮导管仍然是常用的心功能有创检查方法。方法为经静脉插管直至肺小动脉,测定各部位的压力及血液含氧量,再计算心脏指数(CI)及肺小动脉楔压(PCWP),CI 和 PCWP 可直接反映左心功能。正常值:CI>2.5 L/(min·m^2),PCWP<1.6 kPa(12 mmHg)。

五、治疗

(一)治疗原则和目的

慢性心力衰竭的短期治疗(如纠正血流动力学异常、缓解症状),并不能降低患者的病死率和改善长期预后。因此,治疗心力衰竭必须从长计议,采取综合措施,包括治疗病因,调节心力衰竭代偿机制,减少其负面效应(如拮抗神经体液因子的过分激活),既要改善症状,又要达到下列目的:①提高运动耐量,改善生活质量。②阻止或延缓心室重构,防止心肌损害进一步加重。③延长寿命,降低病死率。

(二)治疗方法

1.病因治疗

(1)治疗该病病因:大多数心力衰竭的病因都有针对性治疗方法,如控制高血压、改善冠心病心肌缺血、手术治疗心瓣膜病以及纠治先天畸形。但病因治疗的最大障碍是发现和治疗得太晚,很多患者常满足于短期治疗缓解症状而拖延时日,最终发展为严重的心力衰竭而失去良好的治疗时机。

(2)消除诱因:最常见诱因为感染,特别是呼吸道感染,应积极选用适当的抗生素来治疗。对于发热持续1周以上者应警惕感染性心内膜炎的可能。心律失常(特别是心房颤动)是诱发心力衰竭的常见原因,对于心室率很快的心房颤动,如不能及时复律,则应尽快控制心室率。潜在的甲状腺功能亢进、贫血等也可能是心力衰竭加重的原因,应注意诊断和纠正。

2.一般治疗

(1)休息和镇静:包括控制体力和心理活动,必要时可给予镇静剂以保障休息,但对严重心力衰竭患者应慎用镇静剂。休息可以减轻心脏负荷,减慢心率,增加冠状动脉供血,有利于改善心功能。但长期卧床易形成下肢静脉血栓,甚至导致肺栓塞,同时也使消化吸收功能减弱,肌肉萎缩。

(2)控制钠盐的摄入:心力衰竭患者体内水钠潴留,血容量增加,因此减少钠盐的摄入,有利于减轻水肿等症状,并降低心脏负荷,改善心功能。但应注意应用强效排钠利尿剂时,过分限盐会导致低钠血症。

3.药物治疗

(1)利尿剂的应用:利尿剂是治疗慢性心力衰竭的基本药物,对有液体潴留证据或原有液体潴留的所有心力衰竭患者,均应给予利尿剂。利尿剂可通过排钠排水减轻心脏容量负荷,改善心功能,对缓解淤血症状和减轻水肿有十分明显的效果。常用利尿剂的作用和剂量见表3-1。

表 3-1　常用利尿剂的作用和剂量

种类	药物	作用于肾脏的位置	每天剂量(mg)及给药方式
排钾类	氢氯噻嗪	远曲小管	25～100,口服
	呋塞米(速尿)	Henle襻上升支	20～100,口服、静脉注射
	螺内酯(安体通舒)	集合管醛固酮拮抗剂	25～100,口服
保钾类	氨苯蝶啶	集合管	100～300,口服
	阿米洛利	集合管	5～10,口服

(2)ACEI的应用:ACEI是治疗慢性心力衰竭的基本药物,可用于所有左心功能不全者。其主要作用机制是抑制RAS系统,包括循环RAS和心脏组织中的RAS,从而具有扩张血管、抑制交感神经活性以及改善和延缓心室重构等作用;ACEI还可抑制缓激肽降解,使具有血管扩张作用的前列腺素生成增多,并有抗组织增生作用。ACEI也可以明显改善其远期预后,降低病死率。因此,及早(如在心功能代偿期)开始应用ACEI剂进行干预,是慢性心力衰竭药物治疗的重要进展。ACEI的种类很多,临床常用的ACEI剂有卡托普利、依那普利等。

(3)增加心排血量的药物包括以下几种。①洋地黄制剂:通过抑制心肌细胞膜上的 Na^+-K^+-ATP酶,使细胞内 Na^+ 浓度升高,K^+ 浓度降低;同时 Na^+ 与 Ca^{2+} 进行交换,又使细胞内 Ca^{2+} 浓度升高,从而使心肌收缩力增强,心脏每搏血量增加,从而使心脏收缩末期残余血量减少,舒张末期压力下降,有利于缓解各器官淤血,尿量增加。一般治疗剂量下,洋地黄可抑制心脏传导系统,对房室交界区的抑制最为明显,可以减慢窦性心律,减慢心房扑动或颤动时的心室率;但大剂量时可提高心房、交界区及心室的自律性,当血钾过低时,更易发生各种快速性心律失常。常用制剂地高辛是一种安全、有效、使用方便、价格低廉的心力衰竭辅助用药。该制剂0.25 mg/d,适用于中度心力衰竭的维持治疗,但对70岁以上或肾功能不良患者宜减量。毛花苷C(西地兰)为静脉注射用制剂,适用于急性心力衰竭或慢性心力衰竭加重时,特别适用于心力衰竭伴快速心房颤动者。注射后10分钟起效,1～2小时达高峰。每次用量0.2～0.4 mg,稀释后静脉注射。②非洋地黄类正性肌力药物:多巴胺和多巴酚丁胺只能短期静脉应用;米力农对改善心力衰竭症状的效果肯定,但大型前瞻性研究和其他相关研究均证明,长期应用该类药物治疗重症慢性心力衰竭,其死亡率较不用者更高。

(4)β受体阻滞剂的应用:β受体阻滞剂可对抗心力衰竭代偿机制中的交感神经活性增强这一重要环节,对心肌产生保护作用,可明显提高运动耐量,降低死亡率。β受体阻滞剂应该用于 NYHA 心功能Ⅱ级或Ⅲ级、LVEF＜40％且病情稳定的所有慢性收缩性心力衰竭患者,但应在 ACEI 和利尿剂的基础上应用;因其具有负性肌力作用,用药时应十分慎重。一般宜待病情稳定后,从小量开始用起,然后根据治疗反应每隔 2～4 周增加一次剂量,直达最大耐受量,并适量长期维持。症状改善常在用药后 2～3 个月出现。长期应用时避免突然停药。临床常用制剂如下:①选择性 β_1 受体阻滞剂,无血管扩张作用,美托洛尔的初始剂量为 12.5 mg/d,比索洛尔的初始剂量为 1.25 mg/d。②非选择性 β 受体阻滞剂,卡维地洛属于第三代 β 受体阻滞剂,可全面阻滞 α_1、β_1 和 β_2 受体,具有扩血管作用,初始剂量为 3.125 mg,每天 2 次。β 受体阻滞剂的禁忌证为支气管痉挛性疾病、心动过缓以及二度或二度以上房室传导阻滞(安装心脏起搏器者除外)。

(5)血管扩张剂的应用:心力衰竭时,各种代偿机制的作用使周围循环阻力增加,心脏的前负荷也增大。扩血管治疗,可以减轻心脏前、后负荷,改善心力衰竭症状。因此心力衰竭时,可考虑静脉滴注小静脉扩张剂(如硝酸异山梨酯)、阻断 α_1 受体的小动脉扩张剂(如肼屈嗪)以及均衡扩张小动脉和小静脉制剂(如硝普钠)。

六、预防

(一)防止初始心肌损伤

冠状动脉性疾病和高血压已逐渐成为心力衰竭的主要病因,积极控制高血压、高血糖、高血脂和戒烟等,可降低心力衰竭的发生率。积极控制 A 组 β 溶血性链球菌感染,预防风湿热和瓣膜性心脏病,戒酒,防止乙醇中毒性心肌病等,是防止心肌损伤的重要措施。

(二)防止心肌进一步损伤

急性心肌梗死再灌注治疗,可以有效再灌注缺血心肌节段,防止缺血性损伤,降低病死率和心力衰竭的发生率。对于近期心肌梗死恢复者,应用神经内分泌拮抗剂(如 ACEI 或 β 受体阻滞剂),可降低再梗死或死亡的危险性,特别是对于心肌梗死伴有心力衰竭者。对于急性心肌梗死无心力衰竭患者,应用阿司匹林可降低再梗死危险,有利于防止心力衰竭的发生。

(三)防止心肌损伤后恶化

众多临床试验已经证实,对已有左心功能不全者,不论是否伴有症状,应用 ACEI 均可降低其发展为严重心力衰竭的危险性。

七、护理

(一)一般护理

1.休息与活动

休息是减轻心脏负荷的重要方法,包括身体的休息、精神的放松和充足的睡眠。应根据患者心功能分级及基本状况决定活动量。

Ⅰ级:不限制一般的体力活动,积极参加体育锻炼,但要避免剧烈运动和重体力劳动。

Ⅱ级:适当限制体力活动,增加午休,强调下午多休息,可不影响轻体力工作和家务劳动。

Ⅲ级:严格限制一般的体力活动,每天有充分的休息时间,但日常生活可以自理或需要在他人协助。

Ⅳ级:绝对卧床休息,生活由他人照顾。可在床上做肢体被动运动、轻微的屈伸运动和翻身,逐步过渡到坐或下床活动。鼓励患者不要延长卧床时间,当病情好转后,应尽早做适量的活动,因为长期卧床易导致血栓形成、肺栓塞、便秘、虚弱、直立性低血压。

2.饮食

给予低盐、低脂、低热量、高蛋白、高维生素、清淡、易消化的饮食,少食多餐。

(1)限制食盐及含钠食物:Ⅰ度心力衰竭患者每天钠的摄入量应限制在 2 g(相当于氯化钠 5 g)左右,Ⅱ度心力衰竭患者每天钠的摄入量应限制在 1 g(相当于氯化钠 2.5 g)左右,Ⅲ度心力衰竭患者每天钠的摄入量应限制在 0.4 g(相当于氯化钠 1 g)左右。但应注意在用强效利尿剂时,可放宽限制,以防发生电解质紊乱。

(2)高度水肿或伴有腹水者,应限制饮水量,24 小时饮水量一般不超过 800 mL,应尽量安排在白天间歇饮水,避免大量饮水,以免增加心脏负担。

3.排便的护理

指导患者养成按时排便的习惯,预防便秘。排便时切忌过度用力,以免增加心脏负担,诱发严重心律失常。

(二)对症护理及病情观察护理

1.呼吸困难

(1)休息与体位:让患者取半卧位或端坐卧位安静休息,鼓励患者多翻身、咳嗽,尽量做缓慢的深呼吸。

(2)吸氧:根据缺氧程度及病情选择氧流量。

（3）遵医嘱给予强心药、利尿剂、扩血管药物，注意观察药物的作用及不良反应，例如，血管扩张剂可致头痛及血压下降等；ACEI的不良反应有直立性低血压、咳嗽等。

（4）病情观察：应观察呼吸困难的程度、发绀情况、肺部啰音的变化、血气分析和血氧饱和度等，以判断药物的疗效和病情进展。

2.水肿

（1）观察水肿的消长程度，每天测量体重，准确记录出入液量并适当控制液体摄入量。

（2）限制钠盐的摄入，每天食盐摄入量少于 5 g，服利尿剂者可适当放宽标准。限制含钠高的食品、饮料和调味品，如发酵面食、腌制品、味精、糖果、番茄酱、啤酒、汽水。

（3）加强皮肤护理，经常协助患者更换体位，嘱患者穿质地柔软的衣服，经常按摩骨隆突处，预防压疮的发生。

（4）遵医嘱正确使用利尿剂，密切观察其不良反应，主要为水、电解质紊乱。利尿剂的应用时间以早晨或日间为宜，避免夜间排尿过频而影响患者的休息。

（三）用药观察与护理

1.利尿剂

电解质紊乱是应用利尿剂时最易出现的不良反应，应随时注意观察。氢氯噻嗪类排钾利尿剂作用于肾远曲小管，抑制 Na^+ 的重吸收，并可通过 Na^+-K^+ 交换机制降低 K^+ 的吸收易，患者可出现低钾血症，应监测血钾浓度，给予含钾丰富的食物，遵医嘱及时补钾；氨苯蝶啶：直接作用于肾远曲小管远端，排钠保钾，利尿作用不强，常与排钾利尿剂合用，起保钾作用。出现高钾血症时，遵医嘱停用保钾利尿剂，嘱患者禁食含钾高的食物，严密观察心电监护变化，必要时给予胰岛素等，做紧急降钾处理。

2.ACEI

ACEI的不良反应有低血压、肾功能一过性恶化、高钾血症、干咳、血管神经性水肿以及少见的皮疹、味觉异常等。对无尿性肾衰竭、妊娠哺乳期妇女和对该类药物过敏者禁止应用，对双侧肾动脉狭窄、血肌酐水平明显升高（$>225\ \mu mol/L$）、有高钾血症（血钾水平$>5.5\ mmol/L$）、低血压［收缩压$<12.0\ kPa（90\ mmHg）$］或不能耐受 ACEI 者也不宜应用。

3.洋地黄类药物

洋地黄类药物可以加强心肌收缩力，减慢心率，从而改善心功能不全患者的血流动力学变化。其用药安全范围小,易发生中毒反应。

(1)严格按医嘱给药,教会患者服地高辛时应自测脉搏,如脉搏<60 次/分或节律不规则应暂停服药并告诉医师;对毛花苷 C 或毒毛花苷须稀释后缓慢静脉注射,并同时监测心率、心律及心电图变化。

(2)密切观察洋地黄的中毒表现。①心律失常:洋地黄中毒最重要的反应是出现各种类型的心律失常,是由心肌兴奋性过强和传导系统传导阻滞所致,常见者为室性期前收缩(多表现为二联律)、非阵发性交界区心动过速、房性期前收缩、心房颤动以及房室传导阻滞。快速房性心律失常伴房室传导阻滞是洋地黄中毒的特征性表现。洋地黄可引起心电图 ST-T 改变,但不能据此诊断为洋地黄中毒。②消化道症状:食欲减退、恶心、呕吐等(需与心力衰竭本身或其他药物所引起的胃肠道反应区别)。③神经系统症状:头痛、头昏、忧郁、嗜睡、精神改变等。④视觉改变:视力模糊、黄视、绿视等。测定血药浓度有助于洋地黄中毒的诊断。

(3)洋地黄中毒的处理:①发生中毒后应立即停用洋地黄药物及排钾利尿剂。②单发室性期前收缩、一度房室传导阻滞等在停药后常自行消失。③对于快速性心律失常患者,若血钾浓度低则静脉补钾,如血钾不低可用利多卡因或苯妥英钠;有传导阻滞及缓慢性心律失常者,可皮下或静脉注射 0.5～1.0 mg 阿托品,需要时安置临时心脏起搏器。

4.β受体阻滞剂

必须从极小剂量开始逐渐加大剂量,每次剂量增加的时间梯度不宜短于5 天,同时严密监测血压、体重、脉搏及心率变化,防止出现传导阻滞和心力衰竭加重。

5.血管扩张剂

(1)硝普钠:用药过程中,要严密监测血压,根据血压调节滴速,一般剂量为0.72～4.32 mg/(kg·d),连续用药不超过 7 天,嘱患者不要自行调节滴速,体位改变时动作宜缓慢,防止直立性低血压发生;注意避光,现配现用,液体配制后无论是否用完 6～8 小时需更换;长期用药者,应监测血氰化物浓度,防止氰化物中毒,临床用药过程中发现老年人易出现精神方面的症状,应注意观察。

(2)硝酸甘油:用药过程中可出现头胀、头痛、面色潮红、心率加快等不良反应,改变体位时易出现直立性低血压。用药时从小剂量开始,严格控制输液速度,做好宣教工作,以取得配合。

(四)心理护理

(1)护士应具备良好的心理素质,沉着、冷静,用积极、乐观的态度影响患者及其家属,使患者增强战胜疾病的信心。

(2)建立良好的护患关系,关心、体贴患者,简要解释使用监测设备的必要性及作用,得到患者的充分信任。

(3)对患者及其家属进行适时的健康指导,强调严格遵医嘱服药、不随意增减或撤换药物的重要性,如出现中毒反应,应立即就诊。

(五)出院指导

1.活动指导

患有慢性心力衰竭的患者往往过分依赖药物治疗,而忽略运动保健。指导患者合理休息与活动,活动应循序渐进,活动量以不出现心悸、气急为原则。适应一段时间后再逐渐缓慢增加活动量。病情好转,可到室外活动。漫步、做体操、打太极拳、练气功都是适宜的保健方法。如活动不引起胸闷、气喘,表明活动量适度,以后根据各人的不同情况,逐渐增加活动时间。但必须以轻体力、小活动量、长期坚持为原则。

2.饮食指导

坚持合理饮食,进食低盐、低脂、低热量、高蛋白、高维生素、清淡、易消化的饮食。适当限制钠盐的摄入,可减轻体液的潴留,减轻心脏负担。一般钠盐可限制到每天 5 g 以下,病情严重者限制在每天不超过 3 g。但服用强力利尿剂的患者钠盐的限制不必过严;在严格限制钠盐的摄入时,一般可不必严格限制水分,液体摄入量以每天 1.5～2.0 L 为宜,但重症心力衰竭的患者应严格限制钠盐及水的摄入。少食多餐,避免过饱。

3.疾病知识指导

给患者讲解心力衰竭最常见的诱因有呼吸道感染、过重的体力劳动、心律失常、情绪激动、饮食不当等。因此患者一定要注意预防感冒,防止受凉,根据气温变化随时增减衣服;保持乐观情绪;平时根据心功能情况适当参加体育锻炼,避免过度劳累。

4.用药指导

告诉患者及其家属强心药、利尿剂等药物的名称、服用方法、剂量、不良反应及服药注意事项。患者要定期复查,如有不适,及时复诊。

第四章

呼吸内科护理

第一节　急性呼吸道感染

急性呼吸道感染通常包括急性上呼吸道感染和急性气管-支气管炎。急性上呼吸道感染是鼻腔、咽或喉部急性炎症的总称。常见病原体为病毒,仅有少数由细菌引起。该病全年皆可发病,但冬春季节多发,具有一定的传染性,有时引起严重的并发症,应积极防治。急性气管-支气管炎是指感染、物理因素、化学因素、过敏等引起的气管-支气管黏膜的急性炎症,可由急性上呼吸道感染蔓延而来,多见于寒冷季节或气候多变时,或在气候突变时多发。

一、护理评估

(一)病因及发病机制

1.急性上呼吸道感染

急性上呼吸道感染有 70%～80% 由病毒引起。这些病毒主要包括流感病毒、副流感病毒、呼吸道合胞病毒、腺病毒、鼻病毒等。因感染病毒类型较多,又无交叉免疫,人体产生的免疫力较弱且短暂,同时在健康人群中有病毒携带者,故一个人可多次发病。细菌感染占 20%～30%,可直接发生或继病毒感染之后发生,以溶血性链球菌最为多见,其次为流感嗜血杆菌、肺炎链球菌和葡萄球菌等。偶见革兰阴性杆菌。当全身或呼吸道局部防御功能降低时,尤其是年老体弱或有慢性呼吸道疾病者更易患病,原先存在于上呼吸道或外界侵入的病毒和细菌迅速繁殖,引起该病。该病通过含有病毒的飞沫或被污染的用具传播。

2.急性气管-支气管炎

(1)感染:该病由病毒、细菌直接感染,或急性上呼吸道病毒(如腺病毒和流感病毒)、细菌(如流感嗜血杆菌和肺炎链球菌)感染迁延而来,也可在病毒感染后继发细菌感染,亦可为衣原体和支原体感染。

(2)物理、化学性因素:过冷空气、粉尘、刺激性气体或烟雾的吸入使气管-支气管黏膜受到急性刺激和损伤,引起该病。

(3)变态反应:吸入花粉、有机粉尘、真菌孢子等以及对细菌蛋白质过敏等,均可引起气管-支气管的变态反应。寄生虫(如钩虫、蛔虫的幼虫)移行至肺,也可致病。

(二)健康史

了解患者有无受凉、淋雨、过度疲劳等使机体抵抗力降低等情况,应注意询问本次起病情况、既往健康情况、有无呼吸道慢性疾病史等。

(三)身体状况

1.急性上呼吸道感染

急性上呼吸道感染的主要症状和体征个体差异大,根据病因不同可有不同类型,各型症状、体征之间无明显界限,也可互相转化。

(1)普通感冒:又称急性鼻炎或上呼吸道卡他,以鼻咽部卡他症状为主要表现,俗称"伤风"。成人多为鼻病毒所致,起病较急,初期有咽干、咽痒或咽痛,同时或数小时后有打喷嚏、鼻塞、流清水样鼻涕,2~3天分泌物变稠,伴咽鼓管炎,可引起听力减退,伴流泪、味觉迟钝、声嘶、少量咳嗽、低热不适、轻度畏寒和头痛。检查可见鼻腔黏膜充血、水肿、有分泌物,咽部轻度充血。如无并发症,一般经5~7天痊愈。

(2)流行性感冒(简称流感)则由流感病毒引起,起病急,鼻咽部症状较轻,但全身症状较重,伴高热、全身酸痛和眼结膜炎症状,而且常有较大或大范围的流行。

流感应及早应用抗流感病毒药物:起病2天内应用抗流感病毒药物治疗,才能取得最佳疗效。目前抗流感病毒药物包括离子通道 M_2 阻滞剂和神经氨酸酶抑制剂。离子通道 M_2 阻滞剂:包括金刚烷胺和金刚乙胺,主要对甲型流感病毒有效。金刚烷胺类药物是治疗甲型流感的首选药物,有效率达 $70\%\sim90\%$。金刚烷胺的不良反应有神经质、焦虑、注意力不集中和轻微头痛等中枢神经系统不良反应,一般在用药后几小时出现。金刚乙胺的毒副作用较小。胃肠道反应主要为恶心和呕吐,停药后可迅速消失。对肾功能不全的患者需要调整金刚烷胺的剂量,对于老年人或肾功能不全者需要密切监测不良反应。神经氨酸酶抑制剂:奥司他韦(商品名达菲),作用机制是通过干扰病毒神经氨酸酶保守的唾液酸结合位点,从而抑制病毒的复制,对 A 型(包括 H5N1)和 B 型流感病毒均有效。成人每次口服 75 mg 奥司他韦,每天 2 次,连服 5 天,但须在症状出现2 天内开始用药。奥司他韦的不良反应少,一般为恶心、呕吐等消化道症状,也有腹痛、头痛、头晕、失眠、咳嗽、乏力等不良反应的报道。

(3)病毒性咽炎和喉炎:临床特征为咽部发痒,有灼热感,声嘶,讲话困难,咳嗽,咳嗽时咽喉疼痛,无痰或痰呈黏液性,有发热和乏力,伴有咽下疼痛常提示有链球菌感染。体检发现咽部明显充血和水肿,局部淋巴结肿大且触痛,提示流感病毒和腺病毒感染。腺病毒咽炎可伴有眼结膜炎。

(4)疱疹性咽峡炎:主要由柯萨奇病毒 A 引起,好发于夏季。有明显咽痛,常伴有发热,病程约一周。体检可见咽充血,软腭、腭垂、咽和扁桃体表面有灰白色疱疹及浅表溃疡,周围有红晕。该病多见于儿童,偶见于成人。

(5)咽结膜热:常为柯萨奇病毒、腺病毒等引起。该病好发于夏季,以游泳传播为主,多见于儿童。表现为发热、咽痛、畏光、流泪、咽及结膜明显充血。病程4～6 天。

(6)细菌性咽-扁桃体炎:多由溶血性链球菌感染所致,其次为流感嗜血杆菌、肺炎链球菌、葡萄球菌等引起。起病急,咽痛明显,伴畏寒、发热,体温超过39 ℃。检查可见咽部明显充血,扁桃体充血、肿大,其表面有黄色点状渗出物,颌下淋巴结肿大伴压痛,肺部无异常体征。

该病如不及时治疗可并发急性鼻窦炎、中耳炎、急性气管-支气管炎。部分患者可继发病毒性心肌炎、肾炎、风湿热等。

2.急性气管-支气管炎

急性气管-支气管炎起病较急,常先有急性上呼吸道感染的症状,继之出现干咳或少量黏液性痰,随后可转为黏液脓性或脓性痰液,痰量增多,咳嗽加剧,偶可痰中带血。全身症状一般较轻,可有发热,38 ℃左右,多于 3～5 天消退。咳嗽(常为阵发性咳嗽)、咳痰为常见的症状,咳嗽、咳痰可延续 2～3 周才消失,如迁延不愈,则可演变为慢性支气管炎。呼吸音常正常或增粗,两肺可听到散在干啰音、湿啰音。

(四)实验室及其他检查

1.血常规

病毒感染者白细胞正常或偏低,淋巴细胞比例升高;细菌感染者白细胞计数和中性粒细胞增多,可有核左移现象。

2.病原学检查

可做病毒分离和病毒抗原的血清学检查,确定病毒类型,以区别病毒感染和细菌感染。做细菌培养及药物敏感试验,可判断细菌类型,并可指导临床用药。

3.X 线检查

胸部 X 线多无异常改变。

二、主要护理诊断及医护合作性问题

(一)舒适的改变

鼻塞、流涕、咽痛、头痛与病毒和/或细菌感染有关。

(二)潜在并发症

潜在并发症包括鼻窦炎、中耳炎、心肌炎、肾炎、风湿性关节炎。

三、护理目标

患者的躯体不适缓解,日常生活不受影响;体温恢复正常;呼吸道通畅;睡眠改善;无并发症发生或并发症被及时控制。

四、护理措施

(一)一般护理

注意隔离患者,减少探视,避免交叉感染。患者咳嗽或打喷嚏时应避免对着他人。对患者使用的餐具、痰盂等用具应按规定消毒;对一次性器具,回收后焚烧弃去。让患者多饮水,补充足够的热量。给予清淡、易消化、高热量、富含营养的食物。让患者避免刺激性食物,戒烟、酒。患者以休息为主,特别是在发热期间。部分患者往往因剧烈咳嗽而影响正常的睡眠,可给患者提供容易入睡的休息环境,保持病室温度、湿度适宜和空气流通,保证周围环境安静,关闭门窗。指导患者运用促进睡眠的方式,如睡前泡脚、听音乐。必要时可遵医嘱给予镇咳、祛痰或镇静药物。

(二)病情观察

关注疾病流行情况、鼻咽部发生的症状、体征及血常规和胸部 X 线结果的改变。注意并发症,耳痛、耳鸣、听力减退、外耳道流脓等提示中耳炎。头痛剧烈、发热、伴脓涕、鼻窦有压痛等提示鼻窦炎。在恢复期出现胸闷、心悸、眼睑水肿、腰酸和关节痛等提示心肌炎、肾炎或风湿性关节炎。

(三)对症护理

1.高热护理

体温超过 37.5 ℃,应每 4 小时测体温 1 次,观察体温过高的早期症状和体征。体温突然升高或骤降时,应随时测量和记录,并及时向医师报告。体温>39 ℃时,要采取物理降温。降温效果不好,可遵照医嘱选用适当的解热剂进行降温。患者出汗后应及时处理,保持皮肤的清洁和干燥,并注意给患者保暖。鼓励患者多饮水。

2.保持呼吸道通畅

清除气管、支气管内分泌物,减少痰液在气管、支气管内的聚积。指导患者采取舒适的体位进行有效咳嗽。观察咳痰情况,如痰液较多且黏稠,可嘱患者多饮水,或遵照医嘱给予雾化吸入治疗,以湿润气道、利于痰液排出。

(四)用药护理

1.对症治疗

选用抗感冒复合剂或中成药减轻发热、头痛,减少鼻、咽充血和分泌物,如对乙酰氨基酚(扑热息痛)、银翘解毒片。干咳者可选用右美沙芬、喷托维林(咳必清)等;咳嗽有痰,可选用复方氯化铵合剂、溴己新(必嗽平),或雾化祛痰。咽痛者可含服喉片或草珊瑚片等。气喘者可用平喘药,如特布他林、氨茶碱。

2.抗病毒药物

早期应用抗病毒药有一定疗效,可选用利巴韦林、奥司他韦、金刚烷胺、吗啉胍和抗病毒中成药等。

3.抗菌药物

如有细菌感染,最好根据药物敏感试验选择有效抗菌药物来治疗,常可选用大环内酯类、青霉素类、氟喹诺酮类及头孢菌素类。

根据医嘱选用药物,告知患者药物的作用、可能发生的不良反应和服药的注意事项,如按时服药;对应用抗生素者,注意观察有无迟发变态反应发生;对于应用解热镇痛药者注意避免大量出汗引起虚脱等。嘱患者发现异常,及时就诊。

(五)心理护理

急性呼吸道感染预后良好,多数患者于一周内康复,仅少数患者可因咳嗽迁延不愈而发展为慢性支气管炎,患者一般无明显心理负担。但如果咳嗽较剧烈,加之伴有发热,可能会影响患者的休息、睡眠,进而影响工作和学习,个别患者产生急于缓解咳嗽等症状的焦虑情绪。护理人员应与患者进行耐心、细致的沟通,通过对病情的客观评价,解除患者的心理顾虑,建立治疗疾病的信心。

(六)健康指导

1.疾病知识指导

帮助患者及其家属掌握急性呼吸道感染的诱发因素及该病的相关知识。嘱患者避免受凉、过度疲劳,注意保暖;外出时可戴口罩,避免寒冷空气对气管、支气管的刺激。嘱患者积极预防和治疗上呼吸道感染,症状改变或加重时应及时就诊。

2.生活指导

患者平时应加强耐寒锻炼,增强体质,提高机体免疫力;有规律地生活,避免过度劳累;保持室内空气新鲜、阳光充足;少去人群密集的公共场所;戒烟、酒。

五、护理评价

患者的舒适度改善,睡眠质量提高,未发生并发症或发生后被及时控制。

第二节　慢性支气管炎

慢性支气管炎是由感染或非感染因素引起的气管、支气管黏膜及其周围组织的慢性非特异性炎症。临床以咳嗽、咳痰或伴有喘息反复发作为特征,每年持续 3 个月以上,且连续 2 年以上。

一、病因和发病机制

慢性支气管炎的病因极为复杂,迄今尚有许多因素还不够明确。该病往往是多种因素长期相互作用的综合结果。

(一)感染

病毒、支原体和细菌感染是该病急性发作的主要原因。引起感染的病毒染以流感病毒、鼻病毒、腺病毒和呼吸道合胞病毒常见,细菌以肺炎链球菌、流感嗜血杆菌和卡他莫拉菌及葡萄球菌常见。

(二)大气污染

化学气体(如氯气、二氧化氮、二氧化硫),空气中的粉尘等均可刺激支气管黏膜,使呼吸道清除功能受损,为细菌入侵创造条件。

(三)吸烟

吸烟为该病发病的主要因素。吸烟时间的长短与吸烟量决定发病率的高低,吸烟者的患病率较不吸烟者高。

(四)过敏因素

喘息型支气管患者多有过敏史。患者的痰中嗜酸性粒细胞和组胺的含量及血中IgE含量明显高于正常情况。此类患者所患病实际上应属于慢性支气管炎合并哮喘。

(五)其他因素

气候变化,特别是寒冷空气与该病的病情加重有密切关系。自主神经功能失调,副交感神经功能亢进,老年人肾上腺皮质功能减退,慢性支气管炎的发病率增加。如果缺乏维生素 C、维生素 A,易患慢性支气管炎。

二、临床表现

(一)症状

患者常在寒冷季节发病,出现咳嗽、咳痰,尤以晨起显著,白天咳嗽、咳痰多于夜间。病毒感染时痰液为白色黏液泡沫状;继发细菌感染,痰液转为黄色或黄绿色黏液脓性,偶可带血。慢性支气管炎反复发作后,支气管黏膜的迷走神经感受器反应性增高,副交感神经功能亢进,可出现过敏现象而发生喘息。

(二)体征

早期多无体征。急性发作期可有肺底部闻及干啰音、湿啰音。喘息型支气管炎在咳嗽或深吸气后可闻及哮鸣音,发作时有广泛哮鸣音。

(三)并发症

(1)阻塞性肺气肿:为慢性支气管炎最常见的并发症。

(2)支气管肺炎:慢性支气管炎蔓延至支气管周围肺组织中,患者的表现为打寒战、发热、咳嗽加剧、痰量增多且呈脓性;白细胞总数及中性粒细胞增多;胸部 X 线显示双下肺野有斑点状或小片阴影。

(3)支气管扩张。

三、诊断

(一)辅助检查

1.血常规

白细胞总数及中性粒细胞数可升高。

2.胸部 X 线

对于单纯型慢性支气管炎，X 线片检查呈阴性或仅见双下肺纹理增多、增粗、模糊、呈条索状或网状。继发感染时为支气管周围炎症改变，表现为不规则斑点状阴影，重叠于肺纹理之上。

3.肺功能检查

早期病变多在小气道，常规肺功能检查多无异常。

(二)诊断要点

凡咳嗽、咳痰或伴有喘息，每年发作持续 3 个月，连续 2 年或 2 年以上者，并排除其他心、肺疾病（如肺结核、肺尘埃沉着病、支气管哮喘、支气管扩张、肺癌、肺脓肿、心脏病、心功能不全）、慢性鼻咽疾病后，即可诊断。如每年发病不足 3 个月，但有明确的客观检查依据（如胸部 X 线检查、肺功能），亦可诊断。

(三)鉴别诊断

1.支气管扩张

支气管扩张多于儿童或青年期发病，常继发于麻疹、肺炎或百日咳后，并有咳嗽、咳痰反复发作的病史，合并感染时痰量增多，并呈脓性或伴有发热，病程中常反复咯血。在肺下部周围可闻及不易消散的湿啰音。晚期重症患者可出现杵状指（趾）。胸部 X 线上可见双肺下野纹理粗乱或呈卷发状。薄层高分辨 CT（HRCT）检查有助于确诊。

2.肺结核

活动性肺结核患者多有午后低热、消瘦、乏力、盗汗等中毒症状。咳嗽痰量不多，常有咯血。老年肺结核的中毒症状多不明显，常被慢性支气管炎的症状所掩盖而误诊。胸部 X 线上可发现结核病灶，部分患者痰结核菌检查呈阳性。

3.支气管哮喘

支气管哮喘患者常为特质性患者或有过敏性疾病家族史，多于幼年发病，一般无慢性咳嗽、咳痰史。哮喘多突然发作，且有季节性，血和痰中嗜酸性粒细胞常增多，治疗后可迅速缓解。发作时双肺布满哮鸣音，呼气延长，缓解后可消失，且无症状，但气道反应性仍增高。慢性支气管炎合并哮喘的患者，病史中咳嗽、咳痰多发生在喘息之前，迁延不愈较长时间后伴有喘息，且咳嗽、咳痰的症状多较喘息更为突出。

4.肺癌

肺癌多发生于 40 岁以上，有多年吸烟史的男性患者。刺激性咳嗽常伴痰中带血和胸痛。胸部 X 线检查肺部常有块状影或反复发作的阻塞性肺炎。痰脱落细胞及支气管镜等检查可明确诊断。

5.慢性肺间质纤维化

慢性咳嗽,咳少量黏液性非脓性痰,进行性呼吸困难,双肺底可闻及爆裂音(Velcro 啰音),严重者发绀并有杵状指。胸部 X 线见中下肺野及肺周边部纹理增多、紊乱、呈网状结构,其间见弥漫性细小斑点阴影。肺功能检查呈限制性通气功能障碍,弥散功能减低,PaO_2 下降。肺活检是确诊的手段。

四、治疗

(一)急性发作期及慢性迁延期的治疗

以控制感染、祛痰、镇咳为主,同时解痉平喘。

1.抗感染药物

及时、有效、足量,感染控制后及时停用,以免产生细菌耐药或二重感染。一般患者可按常见致病菌用药。可选用青霉素 G 80 万 U,肌内注射;复方磺胺甲噁唑(SMZ),每次 2 片,每次 2 次;阿莫西林 2~4 g/d,分 3~4 次口服;氨苄西林 2~4 g/d,分 4 次口服;头孢氨苄 2~4 g/d 或头孢拉定 1~2 g/d,分 4 次口服;头孢呋辛 2 g/d 或头孢克洛 0.5~1.0 g/d,分 2~3 次口服。亦可选择新一代大环内酯类抗生素,如罗红霉素,0.3 g/d,分 2 次口服。抗菌治疗疗程一般为 7~10 天,反复感染病例可适当延长。严重感染时,可选用氨苄西林、环丙沙星、氧氟沙星、阿米卡星、奈替米星或头孢菌素类联合静脉滴注给药。

2.祛痰镇咳药

刺激性干咳者不宜单用镇咳药物,否则痰液不易咳出。可给盐酸溴环己胺醇 30 mg 或羧甲基半胱氨酸 500 mg,每天 3 次,口服。乙酰半胱氨酸(富露施)及氯化铵甘草合剂均有一定的疗效。α-糜蛋白酶雾化吸入亦有消炎、祛痰的作用。

3.解痉平喘

解痉平喘主要为解除支气管痉挛,利于痰液排出。常用药物为氨茶碱 0.1~0.2 g,8 小时 1 次口服;丙卡特罗 50 mg,每天 2 次;特布他林 2.5 mg,每天 2~3 次。有可逆性气道阻塞的慢性支气管炎患者应常规应用支气管舒张剂,如异丙托溴铵(异丙阿托品)气雾剂、特布他林。阵发性咳嗽常伴不同程度的支气管痉挛,应用支气管扩张药后可改善症状,并有利于痰液的排出。

（二）缓解期的治疗

应以增强体质、提高机体抗病能力和预防发作为主。

（三）中药治疗

采取扶正固本的原则，按肺、脾、肾的虚实辨证施治。

五、护理措施

（一）常规护理

1.环境

保持室内空气新鲜、流通，安静，舒适，温度、湿度适宜。

2.休息

患者在急性发作期应卧床休息，取半卧位。

3.给氧

持续低流量给氧。

4.饮食

给予高热量、高蛋白、高维生素、易消化的饮食。

（二）专科护理

1.解除气道阻塞，改善肺泡通气

及时清除痰液，应鼓励神志清醒的患者咳嗽。痰稠、不易咳出时，给予雾化吸入或用雾化泵喷入药物，减少局部淤血水肿，以利于痰液排出。为危重患者，定时更换体位，叩击背部，使痰易于咳出，餐前应给予胸部叩击或胸壁震荡。方法：患者取侧卧位，护士把两手手指并拢，手背隆起，指关节微屈，自肺底由下向上、由外向内叩拍胸壁，震动气管，边拍边鼓励患者咳嗽，以促进痰液的排出，对每侧肺叶叩击 3～5 分钟。对神志不清者，可进行机械吸痰，需注意无菌操作，抽吸压力要适当，动作轻柔，每次抽吸时间不超过 15 秒，以免加重缺氧。

2.合理用氧，减轻呼吸困难

根据缺氧和二氧化碳潴留程度的不同，合理用氧。一般给予低流量、低浓度、持续吸氧，如根据病情需要提高氧浓度，应辅以呼吸兴奋剂以刺激通气或使用呼吸机改善通气。吸氧后如呼吸困难缓解，呼吸频率减慢、节律正常，血压上升，心率减慢，心律正常，发绀减轻，皮肤转暖，神志转清，尿量增加，表示氧疗有效。若呼吸过缓，意识障碍加深，需考虑二氧化碳潴留加重，必要时采取增加通气量的措施。

第三节 支气管哮喘

支气管哮喘是一种慢性气管炎症性疾病。患者的支气管壁存在以肥大细胞、嗜酸性粒细胞和 T 淋巴细胞为主的炎性细胞浸润,可经治疗缓解或自然缓解。该病多发于青少年,儿童患者多于成人患者,城市患者多于农村患者。近年的流行病学显示,哮喘的发病率或病死率均有所增加,我国哮喘发病率为 1‰～2‰。支气管哮喘的病因较为复杂,大多数患者在遗传因素的基础上,受到体内外多种因素激发而发病,并反复发作。

一、临床表现

(一)症状和体征

典型的支气管哮喘,发作前多有鼻痒、打喷嚏、流涕、咳嗽、胸闷等先兆症状,进而出现呼气性的呼吸困难伴喘鸣,患者被迫呈端坐呼吸,咳嗽、咳痰。发作持续几十分钟至数小时后自行或经治疗缓解。此为速发性哮喘反应。迟发性哮喘反应时,患者的气管呈持续高反应性状态,上述表现更为明显,较难控制。

少数患者可出现哮喘重度或危重度发作,表现为重度呼气性呼吸困难、焦虑、烦躁、端坐呼吸、大汗淋漓、嗜睡或意识模糊,应用一般支气管扩张药物不能缓解。此类患者若没有得到及时救治,可危及生命。

(二)辅助检查

1.血液检查

嗜酸性粒细胞、血清总免疫球蛋白 E(IgE)及特异性免疫球蛋白 E 均可增高。

2.胸部 X 线检查

哮喘发作期由于肺脏充气过度,肺部透亮度增高,合并感染时可见肺纹理增多及炎症阴影。

3.肺功能检查

哮喘发作期有关呼气流速的各项指标(如 FEV_1)均降低。

二、治疗原则

该病的防治原则是去除病因、控制发作和预防发作。控制发作应根据患者发作的轻重程度,抓住解痉、抗炎两个主要环节,迅速控制症状。

(一)解痉

哮喘轻度、中度发作时,常将氨茶碱稀释后静脉注射或加入液体中静脉滴注。根据病情让患者吸入或口服 β_2-受体激动剂。常用的 β_2-受体激动剂气雾吸入剂有特布他林、沙丁胺醇等。

哮喘重度发作时,应及早静脉给予足量氨茶碱及琥珀酸氢化可的松或甲泼尼松龙琥珀酸钠,病情得到控制后再逐渐减量,改为口服泼尼松龙,或根据病情吸入糖皮质激素,应注意不宜骤然停药,以免复发。

(二)抗感染

肺部感染的患者,应根据细菌培养及药敏结果选择应用有效抗生素。

(三)稳定内环境

及时纠正水、电解质及酸碱失衡。

(四)保证气管通畅

对痰多而黏稠,不易咳出或有严重缺氧及二氧化碳潴留者,应及时行气管插管,吸出痰液,必要时行机械通气。

三、护理

(一)一般护理

(1)将患者安置在清洁、安静、空气新鲜、阳光充足的房间,避免接触变应原(如花粉、皮毛、油烟)。护理操作时防止灰尘飞扬。喷洒灭蚊蝇剂或某些消毒剂前要转移患者。

(2)患者哮喘发作,呼吸困难时应给予适宜的靠背架或过床桌,让患者伏桌而坐,以帮助呼吸,减少疲劳。

(3)给予营养丰富的易消化的饮食,让患者多食蔬菜、水果,多饮水。同时让患者注意保持大便通畅,减少用力排便所致的疲劳。告诉患者严禁食用与发病有关的食物,如鱼、虾、蟹,并协助患者寻找变应原。

(4)对危重期患者,应保持皮肤清洁、干燥,定时为其翻身,防止褥疮发生。因大剂量使用糖皮质激素,应做好口腔护理,防止发生口腔炎。

(5)哮喘重度发作时,因为大汗淋漓,呼吸困难甚至有窒息感,所以患者极度紧张、烦躁、疲倦。要耐心安慰患者,及时满足患者的需求,缓解其紧张情绪。

(二)观察要点

1.观察哮喘发作先兆

如患者主诉有鼻、咽、眼部发痒及咳嗽、流鼻涕等黏膜过敏症状时,应及时向医师报告采取,措施,减轻发作症状,尽快控制病情。

2.观察药物毒副作用

把 0.25 g 氨茶碱加入 20 mL 25%～50% 的葡萄糖注射液中,静脉推注,时间至少 5 分钟,因浓度过高或推注得过快可使心肌过度兴奋而产生心悸、惊厥、血压骤降等严重反应。使用时要现配现用,静脉滴注时,不宜和维生素 C、促皮质激素、去甲肾上腺素、四环素类药物等配伍。久用糖皮质激素类药物可引起钠潴留、血钾含量降低、消化道溃疡病、高血压、糖尿病、骨质疏松、停药反跳等,须加强观察。

3.根据患者缺氧情况调整氧流量

氧流量一般为 3～5 L/min。保持气体充分湿化,每天更换氧气湿化瓶,给其消毒,防止医源性感染。

4.观察痰液黏稠度

哮喘发作患者过度通气,出汗过多,因此身体丢失的水分增多,致使痰液黏稠而形成痰栓,阻塞小支气管,导致呼吸不畅,感染难以控制。应通过静脉补液和饮水补足水分和电解质。

5.严密观察有无并发症

观察有无如自发性气胸、肺不张、脱水、酸碱失衡、电解质紊乱、呼吸衰竭、肺性脑病等并发症。监测动脉血气、生化指标,如发现异常需及时对症处理。

6.注意呼吸频率、深浅幅度和节律

重度发作患者的喘鸣音减弱乃至消失,呼吸变浅,神志改变,常提示病情危急,应及时处理。

(三)家庭护理

1.增强体质,积极防治感染

平时注意增加营养,根据病情做适量体力活动,如散步、做简易操、打太极拳,以提高机体的免疫力。当感染发生时应及时就诊。

2.注意防寒避暑

寒冷可引起支气管痉挛,分泌物增加,同时感冒易致支气管及肺部感染。因此,冬季应适当提高居室温度,秋季进行耐寒锻炼、防治感冒,夏季避免大汗,防止痰液过稠而不易咳出。

3.尽量避免接触变应原

患者应戒烟,尽量避免到人员众多、空气污浊的公共场所。保持居室空气清新,室内可安装空气净化器。

4.防止呼吸肌疲劳

坚持进行呼吸锻炼。

5.稳定情绪

一旦哮喘发作,应控制情绪,保持镇静,及时吸入支气管扩张气雾剂。

6.家庭氧疗

家庭氧疗又称缓解期氧疗,对于患者的病情控制、存活期的延长和生活质量的提高有着重要意义。家庭氧疗时应注意氧流量的调节,严禁烟火,防止火灾。

7.缓解期的处理

哮喘缓解期的防治非常重要,对于防止哮喘发作及恶化,维持正常肺功能,提高生活质量,保持正常活动量等均具有重要意义。哮喘缓解期患者应坚持吸入糖皮质激素,可有效控制哮喘发作,吸入色甘酸钠和口服酮替酚亦有一定的预防哮喘发作的作用。

第四节　支气管扩张

支气管扩张是指直径>2 mm的支气管管壁的肌肉和弹性组织破坏引起的慢性异常扩张。临床特点为慢性咳嗽、咳大量脓性痰和/或反复咯血。患者常有麻疹、百日咳或支气管肺炎等病史。随着人民生活条件的改善,麻疹、百日咳疫苗的预防接种以及抗生素的应用,该病的发病率已明显降低。

一、病因及发病机制

(一)支气管-肺组织感染和支气管阻塞

支气管-肺组织感染和支气管阻塞是支气管扩张的主要病因。感染和阻塞症状相互影响,促使支气管扩张发生和发展。婴幼儿期支气管-肺组织感染是最常见的病因,如婴幼儿麻疹、百日咳、支气管肺炎。

由于儿童的支气管较细,易阻塞,且管壁薄弱,反复感染破坏支气管壁各层结构,尤其是平滑肌和弹性纤维的破坏削弱了对管壁的支撑作用。支气管炎使支气管黏膜充血、水肿,分泌物阻塞管腔,导致引流不畅而加重感染。支气管内膜结核、肿瘤、异物引起管腔狭窄、阻塞,也是导致支气管扩张的原因之一。由于左下叶支气管细长,且受心脏血管压迫,引流不畅,容易发生感染,故支气管扩张多见于左下叶。肺结核引起的支气管扩张多发生在上叶。

(二)支气管先天性发育缺陷和遗传因素

此类支气管扩张较少见,如巨大气管-支气管症、Kartagener 综合征(支气管扩张、鼻窦炎和内脏转位)、肺囊性纤维化、先天性丙种球蛋白缺乏症。

(三)全身性疾病

目前已发现类风湿关节炎、克罗恩病、溃疡性结肠炎、系统性红斑狼疮、支气管哮喘等疾病可同时伴有支气管扩张。有些不明原因的支气管扩张患者的体液免疫和/或细胞免疫功能有不同程度的异常,提示支气管扩张可能与机体免疫功能失调有关。

二、临床表现

(一)症状

1.慢性咳嗽、大量脓痰

痰量与体位变化有关。晨起或夜间卧床改变体位时,咳嗽加剧,痰量增多。根据痰量多少可估计病情严重程度。感染急性发作时,痰量明显增多,每天可达数百毫升,呈黄绿色脓性痰。痰液静置后出现分层的特征:上层为泡沫,中层为脓性黏液,下层为坏死组织沉淀物。合并厌氧菌感染时痰有臭味。

2.反复咯血

$50\%\sim70\%$的患者有程度不等的反复咯血,咯血量与病情严重程度和病变范围不完全一致。大量咯血最主要的危险是窒息,应紧急处理。部分发生于上叶的支气管扩张的引流较好,痰量不多或无痰,以反复咯血为唯一症状,称为"干性支气管扩张"。

3.反复肺部感染

其特点是同一肺段反复发生肺炎并迁延不愈。

4.慢性感染中毒症状

反复感染者可出现发热、乏力、食欲减退、消瘦、贫血等,可影响儿童发育。

(二)体征

早期或干性支气管扩张多无明显体征,病变重或继发感染时在下胸部、背部常可闻及局限性、固定性湿啰音,有时可闻及哮鸣音;部分慢性患者伴有杵状指(趾)。

三、辅助检查

(一)胸部 X 线检查

早期无异常或仅见患侧肺纹理增多、增粗现象。典型表现是轨道征和卷发样阴影,感染时阴影内出现液平面。

(二)胸部 CT 检查

检查可见管壁增厚的柱状扩张或成串成簇的囊状改变。

(三)纤维支气管镜检查

该检查有助于发现患者出血的部位,鉴别腔内异物、肿瘤或其他支气管阻塞原因。

四、诊断要点

根据患者有慢性咳嗽、大量脓痰、反复咯血的典型临床特征,以及肺部闻及固定而局限性的湿啰音,结合儿童时期有诱发支气管扩张的呼吸道病史,一般可做出初步临床诊断。胸部影像学检查和纤维支气管镜检查可进一步明确诊断。

五、治疗要点

治疗原则是保持呼吸道引流通畅,控制感染,处理咯血,必要时手术治疗。

(一)保持呼吸道通畅

1.药物治疗

祛痰药及支气管舒张药具有稀释痰液、促进排痰的作用。

2.体位引流

体位引流对痰多且黏稠者的作用尤其重要。

3.经纤维支气管镜吸痰

若体位引流的排痰效果不理想,可经纤维支气管镜吸痰及生理盐水冲洗痰液,也可局部注入抗生素。

(二)控制感染

控制感染是支气管扩张急性感染期的主要治疗措施。应根据症状、体征、痰液性状,必要时参考细菌培养及药物敏感试验结果选用抗菌药物。

(三)手术治疗

对反复呼吸道急性感染或大咯血,病变局限在一叶或一侧肺组织,经药物治疗无效,全身状况良好的患者,可考虑手术切除病变肺段或肺叶。

六、常用护理诊断

(一)清理呼吸道无效

清理呼吸道无效与痰液黏稠和无效咳嗽有关。

(二)有窒息的危险

有窒息的危险与痰多、痰液黏稠或大咯血造成气道阻塞有关。

(三)营养失调

营养失调与反复感染导致机体消耗增加以及患者食欲缺乏、营养物质摄入不足有关。

(四)恐惧

恐惧与突然或反复大咯血有关。

七、护理措施

(一)一般护理

1.休息与环境

急性感染或咯血时应卧床休息,大咯血患者需绝对卧床,取患侧卧位。病室内保持空气流通,维持适宜的温度、湿度,注意保暖。

2.饮食护理

提供高热量、高蛋白、高维生素饮食,给予发热患者高热量流质或半流质饮食,避免冰冷、油腻、辛辣食物诱发咳嗽。鼓励患者多饮水,每天 1 500 mL 以上,以稀释痰液。指导患者在咳痰后及进食前后用清水或漱口液漱口,保持口腔清洁,促进食欲。

(二)病情观察

了解痰液的量、颜色、性质、气味和与体位的关系,记录 24 小时痰液排出量。定期测量生命体征,记录咯血量,观察咯血的颜色、性质及量。对病情严重者需观察有无窒息前症状,发现窒息先兆,立即向医师汇报并配合处理。

(三)对症护理

1.促进排痰

(1)指导有效咳嗽和正确的排痰方法。

(2)对采取体位引流者依据病变部位选择引流体位,使病肺居上,引流支气管开口向下,这样利于痰液流出。一般于饭前 1 小时进行。引流时可配合胸部叩击,提高引流效果。

（3）必要时遵医嘱选用祛痰剂或 β_2 受体激动剂（喷雾吸入），扩张支气管，促进排痰。

2.预防窒息

（1）鼓励痰液排除困难者多饮水或雾化吸入，协助患者翻身，为患者拍背或体位引流，以促进痰液排出，减少窒息发生的危险。

（2）密切观察患者的表情、神志、生命体征，观察并记录痰液的颜色、量与性质，及时发现和判断患者有无发生窒息的可能。如患者突然出现烦躁不安、神志不清、面色苍白或发绀、出冷汗、呼吸急促、咽喉部明显的痰鸣音，应警惕窒息的发生，并及时通知医师。

（3）对有意识障碍、年老体弱、咳嗽和咳痰无力、咽喉部有明显的痰鸣音、神志不清、突然涌出大量呕吐物等的高危患者，立即做好抢救准备，如迅速准备好吸引器、气管插管或气管切开等用物，积极配合抢救工作。

（四）心理护理

病程较长，咳嗽、咳痰、咯血反复发作或逐渐加重时，患者易产生焦虑、沮丧情绪。护理人员应多与其交谈，讲明支气管扩张反复发作的原因及治疗进展，帮助患者树立战胜疾病的信心，缓解焦虑不安的情绪。咯血时护理人员应陪伴、安慰患者，帮助稳定情绪，避免因情绪波动加重出血。

（五）健康教育

1.疾病知识指导

帮助患者及其家属了解疾病发生、发展与治疗、护理的过程，与其共同制订长期防治计划。宣传防治百日咳、麻疹、支气管肺炎、肺结核等呼吸道疾病的重要性。嘱患者及时治疗上呼吸道慢性病；避免受凉，预防感冒；戒烟，减少吸入刺激性气体，防止病情恶化。

2.生活指导

讲明加强营养对机体康复的作用，使患者能主动摄取必需的营养素，以增强机体抗病能力。鼓励患者参加体育锻炼，建立良好的生活习惯，劳逸结合，以维护心、肺功能。

3.用药指导

向患者介绍常用药物的用法和注意事项，观察疗效及不良反应。指导患者及其家属学习和掌握有效咳嗽、胸部叩击、雾化吸入和体位引流的方法,以利于长期坚持,控制病情的发展;使患者了解抗生素的作用、用法和不良反应。

4.自我监测指导

定期复查。嘱患者按医嘱服药,教会患者观察药物的不良反应。教会患者识别病情变化的征象,观察痰液的量、颜色、性质,了解痰液的气味和与体位的关系,并记录 24 小时痰液排出量。如有咯血,窒息先兆,立即前往医院就诊。

第五节　肺　　炎

一、概述

肺炎是指终末气道、肺泡和肺间质的炎症,可由病原微生物、理化因素、免疫损伤、过敏及药物所致。细菌性肺炎是最常见的肺炎,也是最常见的感染性疾病之一。尽管新的强效抗生素不断投入应用,但肺炎的发病率和病死率仍很高,其原因可能是社会人口老龄化,吸烟人群低龄化,患者伴有基础疾病,免疫功能低下,医院获得性肺炎的发病率增加,病原学诊断困难,抗生素的不合理使用导致细菌耐药性增加等。

(一)分类

肺炎可按解剖、病因或患病环境加以分类。

1.解剖分类

(1)大叶性(肺泡性)肺炎:为肺实质炎症,通常并不累及支气管。病原体先在肺泡引起炎症,经肺泡间孔向其他肺泡扩散,导致部分或整个肺段、肺叶发生炎症改变。致病菌多为肺炎链球菌。

(2)小叶性(支气管)肺炎:指病原体经支气管入侵,引起细支气管、终末细支气管和肺泡的炎症。病原体有肺炎链球菌、葡萄球菌、病毒、肺炎支原体以及军团菌等。该型肺炎常继发于其他疾病,如支气管炎、支气管扩张、上呼吸道病毒感染。

(3)间质性肺炎:以肺间质炎症为主,病变累及支气管壁及其周围组织,有肺泡壁增生及间质水肿,可由细菌、支原体、衣原体、病毒或肺孢子菌等引起。

2.病因分类

(1)细菌性肺炎:如肺炎链球菌、金黄色葡萄球菌、甲型溶血性链球菌、肺炎克雷伯菌、流感嗜血杆菌、铜绿假单胞菌、棒状杆菌、梭形杆菌引起的肺炎。

(2)非典型病原体所致肺炎:如支原体、军团菌和衣原体引起的肺炎。

(3)病毒性肺炎:如冠状病毒、腺病毒、呼吸道合胞病毒、流感病毒、麻疹病毒、巨细胞病毒、单纯疱疹病毒引起的肺炎。

(4)真菌性肺炎:如白色念珠菌、曲霉、放射菌引起的肺炎。

(5)其他病原体所致的肺炎:如立克次体、弓形虫、寄生虫引起的肺炎。

(6)理化因素所致的肺炎:如放射性损伤引起的放射性肺炎,胃酸吸入、药物等引起的化学性肺炎。

3.患病环境分类

由于病原学检查阳性率低,培养结果滞后,病因分类在临床上应用较为困难,目前多按肺炎的获得环境分成两类,这样有利于指导经验治疗。

(1)社区获得性肺炎(community acquired pneumonia,CAP)是指在医院外罹患的感染性肺实质炎症,也称院外肺炎,包括具有明确潜伏期的病原体感染而在入院后平均潜伏期内发病的肺炎。常见致病微生物为肺炎链球菌、流感嗜血杆菌、卡他莫拉菌和非典型病原体。

(2)医院获得性肺炎(hospital acquired pneumonia,HAP)简称医院内肺炎,是指患者入院时既不存在、也不处于潜伏期,而于入院48小时后在医院(包括老年护理院、康复院等)内发生的肺炎和出院后48小时内发生的肺炎。无感染高危因素患者的常见病原体为肺炎链球菌、流感嗜血杆菌、金黄色葡萄球菌、铜绿假单胞菌、大肠埃希菌、肺炎克雷伯菌等。有感染高危因素患者的常见病原体为金黄色葡萄球菌、铜绿假单胞菌、肠杆菌属、肺炎克雷伯菌等。

(二)病因及发病机制

正常的呼吸道免疫防御机制(支气管内黏液-纤毛运载系统等)使气管隆凸以下的呼吸道保持无菌。肺炎的发生主要由病原体和宿主决定。如果病原体数量多、毒力强和/或宿主呼吸道局部和全身免疫防御系统损害,即可发生肺炎。通过空气吸入病原体、血行播散、邻近感染部位蔓延、误吸上呼吸道定植菌可引起社区获得性肺炎。医院获得性肺炎还可通过误吸胃肠道的定植菌(胃食管反流)和通过人工气道吸入环境中的致病菌引起。

二、肺炎链球菌肺炎

肺炎链球菌肺炎或称肺炎球菌肺炎,是由肺炎链球菌或称肺炎球菌所引起的肺炎,占社区获得性肺炎的50%以上。通常急骤起病,以高热、寒战、咳嗽、血痰及胸痛为特征。胸部X线呈肺段或肺叶急性炎性实变,近年来因广泛使用抗菌药物,本病的起病方式、症状及X线改变均不典型。

肺炎链球菌为革兰染色阳性球菌,多成双排列或短链排列,有荚膜,其毒力大小与荚膜中的多糖结构及含量有关。根据荚膜多糖的抗原特性,肺炎链球菌可分为86个血清型。成人的致病菌多属于1～9及12型,以第3型毒力最强,儿童的致病菌则多为6、14、19及23型。肺炎链球菌在干燥痰中能存活数月,但阳光直射1小时,或加热至52℃10分钟即可杀灭。肺炎链球菌对石炭酸等消毒剂亦敏感。机体免疫功能正常时,肺炎链球菌是寄居在口腔及鼻咽部的一种正常菌群,其带菌率常随年龄、季节及免疫状态的变化而有差异。机体免疫功能受损时,有毒力的肺炎链球菌入侵人体而致病。肺炎链球菌除引起肺炎外,少数可发生菌血症或感染性休克,老年人及婴幼儿的病情尤为严重。

该病多发生于冬季与初春,常与呼吸道病毒感染相伴行。该病多发生于男性。吸烟者,痴呆者,慢性支气管炎、支气管扩张、充血性心力衰竭、慢性病患者以及免疫抑制宿主均易受肺炎链球菌侵袭。肺炎链球菌不产生毒素,不引起原发性组织坏死或形成空洞。由于有高分子多糖体的荚膜对组织有侵袭作用,首先引起肺泡壁水肿,出现白细胞与红细胞渗出,含菌的渗出液经肺泡间孔向肺的中央部分扩展,甚至累及几个肺段或整个肺叶,因病变开始于肺的外周,故叶间分界清楚,易累及胸膜,引起渗出性胸膜炎。

病理改变有充血期、红肝变期、灰肝变期及消散期。表现为肺组织充血水肿,肺泡内浆液渗出及红细胞、白细胞浸润,白细胞吞噬细菌,继而纤维蛋白渗出物溶解、吸收,肺泡重新充气。在肝变期病理阶段实际上并无确切分界,经早期应用抗菌药物治疗,此种典型的病理分期已很少见。病变消散后肺组织结构多无损坏,不留纤维瘢痕。极个别患者肺泡内纤维蛋白吸收不完全,甚至有成纤维细胞形成,形成机化性肺炎。老年人及婴幼儿感染可沿支气管分布(支气管肺炎)。若未及时使用抗菌药物,5%～10%的患者可并发脓胸,10%～20%的患者因细菌经淋巴管、胸导管进入血循环,可引起脑膜炎、心包炎、心内膜炎、关节炎和中耳炎等肺外感染。

(一)护理评估

1.健康史

肺炎的发生与细菌的侵入和机体防御能力的下降有关。吸入口咽部的分泌物或空气中的细菌、周围组织感染的直接蔓延、菌血症等均可成为细菌入侵的途径;吸烟、酗酒、年老体弱、长期卧床、意识不清、有吞咽和咳嗽反射障碍、有慢性病或重症、长期使用糖皮质激素或免疫抑制剂、接受机械通气及大手术的患者均可因机体防御机制降低而继发肺炎。注意询问患者起病前是否机体抵抗力下降,呼吸道防御功能受损,了解患者既往的健康状况。

2.身体状况

发病前常有受凉、淋雨、疲劳、醉酒、病毒感染史,多有上呼吸道感染的前驱症状。

(1)主要症状:起病多急骤,高热、打寒战,全身肌肉酸痛,体温通常在数小时内升至39～40 ℃,高峰在下午或傍晚,或呈稽留热,脉率随之增大。可有患侧胸部疼痛,放射到肩部或腹部,咳嗽或深呼吸时加剧。痰少,可带血或呈铁锈色,食欲锐减,偶有恶心、呕吐、腹痛或腹泻,易被误诊为急腹症。

(2)护理体检:患者呈急性病容,面颊绯红,鼻翼翕动,皮肤灼热、干燥,口角及鼻周有单纯疱疹;病变广泛时可出现发绀。有败血症者,可出现皮肤、黏膜出血点,巩膜黄染。早期肺部体征无明显异常,仅有胸廓呼吸运动幅度减小,叩诊稍有浊音,听诊可有呼吸音减弱及胸膜摩擦音。肺实变时叩诊浊音、触觉语颤增强并可闻及支气管呼吸音。消散期可闻及湿啰音。心率增快,有时心律失常。重症患者有肠胀气,上腹部压痛多与炎症累及膈胸膜有关。重症感染时可伴休克、急性呼吸窘迫综合征及神经精神症状,表现为神志模糊、烦躁、呼吸困难、嗜睡、谵妄、昏迷等。累及脑膜时有颈抵抗及出现病理性反射。

该病的自然病程为1～2周。发病5～10天,体温可自行骤降或逐渐消退;使用有效的抗菌药物可使体温在1～3天内恢复正常。患者的其他症状与体征亦随之逐渐消失。

(3)并发症:肺炎链球菌肺炎的并发症近年来已很少见。严重败血症或毒血症患者(尤其是老年患者)易发生感染性休克。表现为血压降低、四肢厥冷、多汗、发绀、心动过速、心律失常等,而高热、胸痛、咳嗽等症状并不突出。其他并发症有胸膜炎、脓胸、心包炎、脑膜炎和关节炎等。

3.实验室及其他检查

(1)血常规检查:血白细胞计数为$(10～20)×10^9/L$,中性粒细胞多为80%以上,并有核左移,细胞内可见中毒颗粒。年老体弱、酗酒、免疫功能低下者的白细胞计数可不升高,但中性粒细胞的百分比仍升高。

(2)直接涂片,做革兰染色及荚膜染色镜检:发现典型的革兰染色阳性、带荚膜的双球菌或链球菌,即可初步做出病原诊断。

(3)痰培养:24～48小时可以确定病原体。将痰标本送检时应注意使器皿洁净、无菌。在抗菌药物应用之前、漱口后,取深部咳出的脓性或铁锈色痰。

(4)聚合酶链反应(PCR)检测及荧光标记抗体检测:可提高病原学诊断率。

(5)血培养:10%～20%的患者合并菌血症,故应对重症肺炎患者做血培养。

(6)细菌培养:如合并胸腔积液,应积极抽取积液,进行细菌培养。

(7)X线检查:早期仅见肺纹理增粗,或受累的肺段、肺叶稍模糊。随着病情进展,肺泡内充满炎性渗出物,表现为大片炎症浸润阴影或实变影,在实变阴影中可见支气管充气征,肋膈角可有少量胸腔积液。在消散期,X线片显示炎性浸润逐渐吸收,可有片状区域吸收较快,呈现"假空洞"征,多数病例在起病3～4周才完全消散。老年患者的肺炎病灶消散较慢,容易出现吸收不完全而成为机化性肺炎。

4.社会-心理评估

肺炎起病多急骤,短期内病情严重,加之高热和全身中毒症状明显,患者及其家属常深感不安。当出现严重并发症时,患者会表现出忧虑和恐惧。

(二)主要护理诊断及医护合作性问题

1.体温过高

其与肺部感染有关。

2.气体交换受损

其与肺部炎症、痰液黏稠等引起呼吸面积减少有关。

3.清理呼吸道无效

其与胸痛、气管、支气管分泌物增多及疲乏有关。

4.胸痛

胸痛与肺部炎症累及胸膜有关。

5.潜在并发症

潜在并发症为感染性休克。

(三)护理目标

体温恢复正常范围;患者呼吸平稳,发绀消失;症状减轻,呼吸道通畅;疼痛减轻,感染控制,未发生休克。

(四)护理措施

1.一般护理

(1)休息与环境:保持室内空气清新,保持适宜的温度、湿度,使环境安静、清洁、舒适。限制患者活动,限制探视,避免因谈话过多影响体力。要集中安排治疗和护理活动,保证患者足够的休息。减少氧耗量,缓解头痛、肌肉酸痛、胸痛等症状。

(2)体位:协助或指导患者采取合适的体位。对有意识障碍患者,如病情允许可取半卧位,增加肺通气量;或取侧卧位,以预防或减少分泌物吸入肺内。为促进肺扩张,每2小时变换体位1次,减少分泌物淤积在肺部而引起并发症。

(3)饮食与补充水分:给予高热量、高蛋白质、高维生素、易消化的流质或半流质饮食。宜少食多餐,避免压迫膈肌。若有明显麻痹性肠梗阻或胃扩张,应暂时禁食,遵医嘱给予胃肠减压,直至肠蠕动恢复。鼓励患者多饮水(1~2 L/d),来补充发热、出汗和呼吸急促所丢失的水分,并利于痰液排出。轻症者无须静脉补液,脱水严重者可遵医嘱补液,补液有利于加快毒素排泄和热量散发,尤其是食欲差或不能进食者。对心脏病患者或老年人应注意补液速度,补液过快易导致急性肺水肿。

2.病情观察

监测患者的神志、体温、呼吸、脉搏、血压和尿量,并做好记录。尤其应注意密切观察体温的变化。观察有无呼吸困难及发绀,及时、适宜地给氧。重点观察儿童、老年人、久病体弱者的病情变化,注意是否伴有感染性休克的表现。观察痰液的颜色、性状和量,例如,肺炎链球菌肺炎患者的痰液呈铁锈色,葡萄球菌肺炎患者的痰液呈粉红色乳状,厌氧菌感染者的痰液多有恶臭。

3.对症护理

(1)高热护理:打寒战时注意给患者保暖,及时添加被褥,给予热水袋时防止烫伤。高热时采用温水擦浴、使用冰袋或冰帽等物理降温措施,以逐渐降温为宜,防止虚脱。患者大汗时,及时协助擦汗和更换衣物,避免受凉。必要时遵医嘱使用退烧药。必要时遵医嘱静脉补液,补充因发热丢失的水分和盐,加快毒素排泄的热量散发。对心脏病患者或老年人应注意补液速度,避免补液过快导致急性肺水肿。

(2)咳嗽、咳痰的护理:协助和鼓励患者有效咳嗽、排痰,及时清除口腔和呼吸道内的痰液、呕吐物。痰液黏稠不易咳出时,在病情允许情况下可扶患者坐起,给患者拍背,协助咳痰,遵医嘱应用祛痰药以及超声雾化吸入,稀释痰液,促进痰的排出。必要时吸痰,预防窒息。吸痰前,注意告知病情。

(3)气急发绀的护理:监测动脉血气分析值,给予吸氧,提高血氧饱和度,改善发绀,增加患者的舒适度。氧流量一般为 4~6 L/min,若患者为 COPD 患者,应给予低流量低浓度持续吸氧。注意观察患者的呼吸频率、节律、深度等的变化,皮肤色泽和意识状态有无改变,如果病情恶化,准备气管插管和呼吸机辅助通气。

(4)胸痛的护理:维持患者舒适的体位。胸痛常随呼吸、咳嗽加重,可采取患侧卧位,在咳嗽时可用枕头等物夹紧胸部,必要时用宽胶布固定胸廓,以降低胸廓活动度,减轻疼痛。对疼痛剧烈者,遵医嘱应用镇痛、止咳药,缓解疼痛和改善肺通气,如口服可待因。此外可用物理止痛和中药止痛擦剂。物理止痛如按摩、针灸、经皮肤电刺激止痛穴位或局部冷敷,可降低疼痛的敏感性。中药经皮肤吸收,无创伤,且发挥药效快,对轻度疼痛效果好。中药止痛擦剂具有操作简便、安全、毒副作用小、无药物依赖现象等优点。

(5)其他:鼓励患者经常漱口,做好口腔护理。口唇疱疹者局部涂液状石蜡或抗病毒软膏,防止继发感染。烦躁不安、谵妄、失眠者酌情使用地西泮或水合氯醛,禁用抑制呼吸的镇静药。

4.感染性休克的护理

(1)观察休克的征象:密切观察生命体征,注意实验室检查结果和病情的变化。发现患者神志模糊、烦躁、发绀、四肢湿冷、脉搏细数、脉压变小、呼吸浅快、面色苍白、尿量减少(每小时少于 30 mL)等休克早期症状时,及时向医师报告,采取救治措施。

(2)环境与体位:应将感染性休克的患者安置在重症监护室,注意保暖和安全。取仰卧中凹位,抬高头胸部 20°,抬高下肢约 30°,这样有利于呼吸和静脉回流,增加心排出量。尽量减少搬动。

(3)吸氧:应给予高流量吸氧,维持动脉氧分压在 8.0 kPa(60 mmHg)以上,改善缺氧状况。

(4)补充血容量:快速建立两条静脉通路,遵医嘱给予右旋糖酐或平衡液以维持有效血容量,降低血液的黏稠度,防止弥散性血管内凝血。随时监测患者的一般情况、血压、尿量、尿比重、血细胞比容等;监测中心静脉压,作为调整补液速度的指标。中心静脉压 <0.5 kPa(5 cmH$_2$O)可放心输液,达到 1.0 kPa(10 cmH$_2$O)应慎重。以中心静脉压不超过 1.0 kPa(10 cmH$_2$O)、尿量每小时有 30 mL 以上为宜。补液不宜过多、过快,以免引起心力衰竭和肺水肿。若血容量已补足而 24 小时尿量仍 <400 mL、尿比重 <1.018,应及时向医师报告,注意是否合并急性肾衰竭。

(5)纠正酸中毒:有明显酸中毒可静脉滴注 5% 的碳酸氢钠,因其配伍禁忌较多,故宜单独输入。随时监测和纠正电解质和酸碱失衡等。

(6)应用血管活性药物的护理:遵医嘱在应用血管活性药物(如多巴胺、间羟胺)时,应注意防止液体溢出血管外,引起局部组织坏死和影响疗效。可应用输液泵单独静脉输入血管活性药物,根据血压随时调整滴速,维持收缩压为 12.0～13.3 kPa(90～100 mmHg),保证重要器官的血液供应,改善微循环。

(7)对因治疗:应联合、足量应用强有力的广谱抗生素来控制感染。

(8)病情转归观察:随时监测和评估患者的意识、血压、脉搏、呼吸、体温、皮肤、黏膜、尿量的变化,判断病情转归。如患者神志逐渐清醒,皮肤及肢体变暖,脉搏有力,呼吸平稳规则,血压回升,尿量增多,预示病情已好转。

5.用药护理

遵医嘱及时使用有效抗感染药物,注意观察药物的疗效及不良反应。

(1)抗菌药物治疗:一经诊断即应给予抗菌药物治疗,不必等待细菌培养结果。首选青霉素 G,用药途径及剂量视病情轻重及有无并发症而定。对于成年轻症患者,可用 240 万 U/d,分 3 次肌内注射,或用普鲁卡因青霉素,每 12 小时肌内注射 60 万 U。病情稍重者,宜用青霉素 G 240 万～480 万 U/d,分次静脉滴注,每 6～8 小时 1 次;对重症及并发脑膜炎者,可增至 1 000 万～3 000 万 U/d,分 4 次静脉滴注。对青霉素过敏者或耐青霉素或多重耐药菌株感染者,可用呼吸氟喹诺酮类、头孢噻肟或头孢曲松等药物,对多重耐药菌株感染者可用万古霉素、替考拉宁等。药物治疗 48～72 小时,应对病情进行评价,治疗有效表现为体温下降、症状改善、白细胞计数逐渐降低或恢复正常等。如用药 72 小时后病情仍无改善,需及时向医师报告并做相应处理。

(2)支持疗法:患者应卧床休息,注意补充足够蛋白质、热量及维生素。密切监测病情变化,注意防止休克。对剧烈胸痛者,可酌情用少量镇痛药,如可待因 15 mg。不用阿司匹林或其他解热药,以免过度出汗、脱水及干扰真实热型,导致临床判断错误。鼓励患者每天饮水 1～2 L,轻症患者不需常规静脉输液,确有失水者可输液,保持尿比重在 1.020 以下,血清钠含量保持在145 mmol/L以下。对中等或重症患者($PaO_2 < 8.0$ kPa 或有发绀)应给氧。若有明显麻痹性肠梗阻或胃扩张,应暂时禁食、禁饮和胃肠减压,直至肠蠕动恢复。对烦躁不安、谵妄、失眠者酌情使用地西泮 5 mg 或水合氯醛 1～1.5 g,禁用抑制呼吸的镇静药。

(3)并发症的处理:经抗菌药物治疗后,高热常在 24 小时内消退,或数日内逐渐下降。若体温降而复升或 3 天后仍不降,应考虑肺炎链球菌的肺外感染,如脓胸、心包炎或关节炎。持续发热的其他原因尚有耐青霉素的肺炎链球菌或混合细菌感染、药物热或并存其他疾病。肿瘤或异物阻塞支气管时,经治疗后肺炎虽可消散,但阻塞因素未除,肺炎可再次出现。10%~20%的肺炎链球菌肺炎伴发胸腔积液,应酌情取胸液做检查及培养以确定其性质。若治疗不当,约5%并发脓胸,应积极排脓引流。

6.心理护理

患病前健康状态良好的患者会因突然患病而焦虑不安,病情严重或患有慢性基础疾病的患者则可能出现消极、悲观和恐慌的心理反应。要耐心给患者讲解疾病的有关知识,解释各种症状和不适的原因,讲解各项诊疗、护理操作的目的、操作程序和配合要点,使患者清楚大部分肺炎治疗、预后良好。询问和关心患者的需要,鼓励患者说出感受,与患者进行有效的沟通。帮助患者消除不良心理反应,树立治愈疾病的信心。

7.健康指导

(1)疾病知识指导:让患者及其家属了解肺炎的病因和诱因,有皮肤疖、痈、伤口感染、毛囊炎、蜂窝织炎时应及时治疗。患者要避免受凉、淋雨、酗酒和过度疲劳,特别是年老体弱和免疫功能低下者。天气变化时随时增减衣服,预防上呼吸道感染。可注射流感疫苗或肺炎疫苗,使自身产生免疫力。

(2)生活指导:劝导患者要注意休息,劳逸结合,生活有规律。保证摄取足够的营养物质,适当参加体育锻炼,增强机体的抗病能力。对有意识障碍、慢性病、长期卧床者,应教会家属帮助患者经常改变体位、翻身,给患者拍背,协助并鼓励患者咳出痰液,有感染征象时及时带患者就诊。

(3)出院指导:患者出院后如果需要继续用药,应指导患者遵医嘱按时服药,向患者介绍所服药物的疗效、用法、疗程、不良反应,嘱患者不能自行停药或减量。教会患者观察疾病复发的症状,如出现发热、咳嗽、呼吸困难等不适表现时,应及时就诊。告知患者随诊的时间及需要准备的有关资料,如胸部X线。

(五)护理评价

患者体温恢复正常;能进行有效咳嗽,容易咳出痰,咳嗽次数减少或不咳,痰量减少;休克发生时能被及时发现并得到及时的处理。

三、其他类型肺炎

(一)葡萄球菌肺炎评估

葡萄球菌肺炎是由葡萄球菌引起的急性肺部化脓性炎症。葡萄球菌的致病物质主要是毒素与酶,具有溶血、杀白细胞和致血管痉挛等作用。其致病力可用血浆凝固酶来测定,阳性者致病力较强,是化脓性感染的主要原因。但其他凝固酶阴性的葡萄球菌亦可引起感染。随着医院内感染的增多,由凝固酶阴性葡萄球菌引起的肺炎也不断增多。

医院获得性肺炎中,葡萄球菌感染占 11%～25%,常发生于有糖尿病、血液病、艾滋病、肝病或慢性阻塞性肺疾病等原有基础疾病者。若治疗不及时或不当,病死率甚高。

1.临床表现

患者起病多急骤,打寒战、高热,体温高达 39～40 ℃,胸痛,咳大量脓性痰,痰带血丝或呈脓血状。全身肌肉和关节酸痛,精神萎靡,病情严重者可出现周围循环衰竭。院内感染者常起病隐袭,体温逐渐上升,咳少量脓痰。老年人的症状可不明显。

早期可无体征,晚期可有双肺散在湿啰音。病变较大或融合时可出现肺实变体征。但体征与严重的中毒症状和呼吸道症状不平行。

2.实验室及其他检查

(1)血常规:白细胞计数及中性粒细胞显著增加,核左移,有中毒颗粒。

(2)细菌学检查:痰涂片可见大量葡萄球菌和脓细胞,血、痰培养多为阳性。

(3)X 线检查:胸部 X 线片显示短期内迅速多变的特征,肺段或肺叶实变,可形成空洞,或呈小叶状浸润,可有单个或多个液气囊腔,2～4 周完全消失,偶可遗留少许条索状阴影或肺纹理增多等。

3.治疗要点

为早期清除原发病灶,进行强有力的抗感染治疗,加强支持疗法,预防并发症。通常首选耐青霉素酶的半合成青霉素或头孢菌素,如苯唑西林、头孢呋辛。对甲氧西林耐药株可用万古霉素、替考拉宁等治疗。疗程为 2～3 周,有并发症者需 4～6 周。

(二)肺炎支原体肺炎评估

肺炎支原体肺炎是由肺炎支原体引起的呼吸道和肺部的急性炎症,常同时有咽炎、支气管炎和肺炎。肺炎支原体是介于细菌和病毒之间,兼性厌氧、能独立生活的最小微生物。健康人吸入患者咳嗽、打喷嚏时喷出的口鼻分泌物可感染,即通过呼吸道传播。病原体通常吸附宿主呼吸道纤毛上皮细胞表面,不侵入肺实质,抑制纤毛活动和破坏上皮细胞。其致病性可能与患者对病原体及其代谢产物的变态反应有关。

支原体肺炎占非细菌性肺炎的 1/3 以上,占各种原因引起的肺炎的 10%。

该病多发于秋冬季节,可散发或小流行,患者以儿童和青年居多。对婴儿间质性肺炎亦应考虑该病的可能。

1.临床表现

通常起病缓慢,潜伏期为 2～3 周。主要症状为乏力、咽痛、头痛、咳嗽、发热、食欲不振、肌肉酸痛等。咳嗽多为刺激性咳嗽,咳少量黏液痰,发热可持续 2～3 周,体温恢复正常后可仍有咳嗽。偶伴有胸骨后疼痛。

可见咽部充血、颈部淋巴结肿大等体征。肺部可无明显体征,与肺部病变的严重程度不相称。

2.实验室及其他检查

(1)血常规:血白细胞计数正常或略增高,以中性粒细胞为主。

(2)免疫学检查:起病 2 周后,约 2/3 的患者冷凝集试验呈阳性,滴度效价大于 1：32,尤以滴度逐渐升高更有价值。约半数患者对链球菌 MG 凝集试验呈阳性。还可评估肺炎支原体直接检测、支原体 IgM 抗体、免疫印迹法和 PCR 等的检查结果。

(3)X 线检查:肺部可呈多种形态的浸润影,呈节段性分布,多见于肺下野,有的从肺门附近向外伸展。3～4 周病变可自行消失。

3.治疗要点

肺炎支原体肺炎首选大环内酯类抗生素,如红霉素。疗程一般为 2～3 周。

(三)病毒性肺炎评估

病毒性肺炎评估是由上呼吸道病毒感染向下蔓延所致的肺部炎症。常见病毒为甲型和乙型流感病毒、腺病毒、副流感病毒、呼吸道合胞病毒和冠状病毒等。患者可同时受一种以上病毒感染,气道防御功能降低,常继发细菌感染。病毒性肺炎为吸入性感染,常有气管-支气管炎。呼吸道病毒通过飞沫与直接接触而迅速传播,可暴发或散发流行。

病毒性肺炎约占需住院治疗的社区获得性肺炎的 8%,大多发生于冬春季节。与患者密切接触的人群或有心肺疾病者、老年人等易受感染。

1.临床表现

一般临床症状较轻,与支原体肺炎症状相似。起病较急,发热、头痛、全身酸痛、乏力等较突出。有咳嗽、少痰或咳白色黏液痰、咽痛等症状。老年人或免疫功能受损的重症患者,可表现为呼吸困难、发绀、嗜睡、精神萎靡,甚至并发休克、心力衰竭和呼吸衰竭,严重者可发生急性呼吸窘迫综合征。

该病常无显著的胸部体征,病情严重者呼吸浅速,心率增快,发绀,肺部有干啰音、湿啰音。

2.实验室及其他检查

(1)血常规:白细胞计数正常、略增高或偏低。

(2)病原体检查:呼吸道分泌物中细胞核内的包涵体可提示病毒感染,但并非一定来自肺部。需进一步评估下呼吸道分泌物或看肺活检标本培养是否分离出病毒。

(3)X线检查:可见肺纹理增多,小片状或广泛浸润。病情严重者的X线片显示双肺呈弥漫性结节浸润,而大叶实变及胸腔积液者不多见。

3.治疗要点

对病毒性肺炎以对症治疗为主。板蓝根、黄芪、金银花、连翘等中药有一定的抗病毒作用。对某些重症病毒性肺炎应采用抗病毒药物,如选用利巴韦林、阿昔洛韦。

(四)真菌性肺炎评估

肺部真菌感染是最常见的深部真菌病。真菌感染的发生是机体与真菌相互作用的结果,最终取决于真菌的致病性、机体的免疫状态及环境条件对机体与真菌之间关系的影响。广谱抗生素、糖皮质激素、细胞毒药物及免疫抑制剂的广泛使用,人类免疫缺陷病毒(HIV)感染和艾滋病增多使肺部真菌感染的机会增加。

真菌多在土壤中生长,孢子飞扬于空气中,极易被人体吸入而引起肺真菌感染(外源性)或使机体致敏,引起表现为支气管哮喘的过敏性肺泡炎。有些真菌为寄生菌,如念珠菌和放线菌,当机体免疫力降低时可引起感染。静脉营养疗法的中心静脉插管如留置时间过长,白色念珠菌能在高浓度葡萄糖中生长,引起念珠菌感染中毒症。空气中到处有曲霉属孢子,在秋冬季及阴雨季节,储藏的谷草发热霉变时更多,若被大量吸入可能引起急性气管-支气管炎或肺炎。

1.临床表现

真菌性肺炎多继发于长期应用抗生素、糖皮质激素、免疫抑制剂、细胞毒药物或因长期留置导管、插管等而诱发,症状和体征无特征性变化。

2.实验室及其他检查

(1)真菌培养:其形态学辨认有助于早期诊断。

(2)X线检查:可表现为支气管肺炎、大叶性肺炎、弥漫性小结节及肿块状阴影和空洞。

3.治疗要点

目前尚无针对真菌性肺炎的理想药物。两性霉素B对多数肺部真菌仍为有效药物,但由于其不良反应较多,其应用受到限制。其他可选药物有氟胞嘧啶、米康唑、酮康唑、制霉菌素等。

（五）重症肺炎评估

目前重症肺炎还没有普遍认同的标准,各国的诊断标准不一,但都注重肺部病变的范围、器官灌注和氧合状态。我国制定的重症肺炎标准为:①有意识障碍。②呼吸频率>30 次/分。③PaO_2<8.0 kPa(60 mmHg),PO_2/FiO_2<300,需行机械通气治疗。④血压<12.0/8.0 kPa(90/60 mmHg)。⑤胸部 X 线片显示双侧或多肺叶受累,或入院 48 小时内病变扩大≥50%。⑥少尿:尿量每小时<20 mL,或每 4 小时<80 mL,或急性肾衰竭需要透析治疗。

第五章

普外科护理

第一节　肝　硬　化

肝硬化是长期肝细胞坏死继发广泛纤维化伴结节形成的结果。一种或多种致病因子长期或反复损伤肝实质,致使肝细胞弥漫性变性、坏死和再生,进而引起肝脏结缔组织弥漫性增生和肝细胞再生,最后导致肝小叶结构破坏和重建,肝内血液循环发生障碍。肝功能损害和门脉高压为该病的主要临床表现,晚期常出现严重的并发症。

肝硬化是世界性疾病。中年男性易罹患。在我国该病主要为肝炎后肝硬化。血吸虫病性、单纯乙醇性、心源性、胆汁性肝硬化均少见。

一、病因

引起肝硬化的病因很多,以病毒性肝炎最为常见。同一病例可由一种、两种或两种以上病因同时或先后作用引起。有些病例的病因不明。

(一)病毒性肝炎

病毒性肝炎经慢性活动性肝炎阶段逐步演变为肝硬化,称为肝炎后肝硬化。乙型肝炎和丙型肝炎常见,甲型肝炎一般不发展为肝硬化。由急性或亚急性重型肝炎演变的肝硬化称为坏死后肝硬化。

(二)寄生虫感染

发生感染血吸虫病时,大量血吸虫卵进入肝窦前的门脉小血管,刺激结缔组织增生,引起门脉高压。肝细胞的坏死和增生一般不明显,没有肝细胞的结节再生。但如伴发慢性乙型肝炎,其结果多为混合结节型肝硬化。

(三)乙醇中毒

乙醇中毒主要由乙醇的中间代谢产物(乙醛)对肝脏的直接损害引起。酗酒引起长期营养失调,使肝脏对某些毒性物质的抵抗力降低,在发病机制上也起一定作用。

(四)胆汁淤积

肝外胆管阻塞或肝内胆汁淤积持续存在时,高浓度的胆酸和胆红素对肝细胞有损害作用,久之可发展为肝硬化。由肝外胆管阻塞引起的肝硬化称为继发性胆汁性肝硬化。由原因未明的肝内胆汁淤积引起的肝硬化称为原发性胆汁性肝硬化。

(五)循环障碍

慢性充血性心力衰竭、缩窄性心包炎和各种病因引起的肝小静脉阻塞综合征等,导致肝脏充血、肝细胞缺氧,引起小叶中央区肝细胞坏死及纤维组织增生,最终发展为肝硬化。

(六)药物和化学毒物

长期服用某些药物(如双醋酚汀、辛可芬、异烟肼、甲基多巴、对氨基酸水杨酸钠和利福平)或反复接触化学毒物(如四氯化碳、磷、砷、氯仿)均可损伤肝脏,引起中毒性肝炎,最后演变为肝硬化。

(七)遗传和代谢性疾病

血友病、肝豆状核变性、半乳糖血症、糖原贮积等遗传代谢性疾病亦可发展为肝硬化,称为代谢性肝硬化。

(八)慢性肠道感染和营养不良

慢性菌痢、溃疡性结肠炎等常引起消化和吸收障碍,发生营养不良,同时肠内的细菌毒素及蛋白质腐败的分解产物等经门静脉到达肝内,引起肝细胞损害,演变为肝硬化。

(九)隐匿性肝硬化

病因难以肯定的肝硬化称为隐匿性肝硬化,其中大部分病例可能与隐匿性无黄疸型肝炎有关。

二、临床表现

肝硬化的病程一般比较缓慢,可能隐伏数年至数十年。肝脏具有很强的代偿功能,因此,早期临床表现常不明显或缺乏特征性。肝硬化的临床分期为肝功能代偿期和肝功能失代偿期。

(一)肝功能代偿期

一般症状较轻,缺乏特征性。常有乏力、食欲减退、消化不良、恶心、厌油、腹胀、腹泻、中上腹隐痛或不适,部分患者有踝部水肿、鼻衄、齿龈出血等。上述症状多呈间歇性,常因过度疲劳而发病,经适当休息及治疗可缓解。体征一般不明显,肝脏可轻度大,无或有轻度压痛,部分患者脾大。肝功能检查结果多在正常范围内或有轻度异常。

(二)肝功能失代偿期

随着疾病的进展,症状逐渐明显,肝脏常逐渐缩小,质变硬。临床主要表现是肝功能减退和门脉高压。

1.肝功能减退

(1)营养障碍:表现为消瘦、贫血、乏力、水肿、皮肤干燥而松弛、面色灰暗、有口角炎、毛发稀疏而无光泽等。

(2)消化道症状:早期出现的食欲缺乏、腹胀、恶心、腹泻等消化道症状逐渐明显,患者稍进油腻肉食,即腹泻。部分患者还可出现轻度黄疸。

(3)出血倾向:轻者有鼻衄、齿龈出血,重者有胃肠道黏膜弥漫性出血及皮肤紫癜。这与肝脏合成凝血因子减少,脾大及脾功能亢进引起血小板减少有关。毛细血管脆性增加是出血倾向的附加因素。

(4)发热:部分患者可有低热,多为病变活动及肝细胞坏死时释出的物质影响体温调节中枢所致。此类发热用抗生素治疗无效,只有肝病好转时才能消失。如持续发热或高热,则提示合并感染、血栓性门静脉炎、原发性肝癌等。

(5)黄疸:表现为巩膜浅黄、尿色黄。如巩膜甚至全身皮肤黏膜呈深度金黄色,应考虑有肝硬化伴肝内胆汁淤积的可能。

(6)内分泌功能失调的表现:肝对雌激素的灭活作用减退导致脸、颈、肩、手背及上胸处的蜘蛛痣和/或毛细血管扩张。肝掌表现为大、小鱼际和指尖斑点状发红,加压后褪色。男性可出现乳房发育、睾丸萎缩、性功能减退,女性可出现月经不调、闭经、不孕等。皮肤色素沉着,面色污黑、晦暗,可能由继发性肾上腺皮质功能减退所致,也可能与肝脏不能代谢黑色素有关。继发性醛固酮、抗利尿激素增加导致水、钠潴留,尿量减少,对水肿与腹水的形成亦起重要的促进作用。

2.门脉高压症

在肝硬化发展过程中,肝细胞坏死、再生结节形成、结缔组织增生和肝细胞结构改建,使门静脉小分支闭塞、扭曲,发生门静脉血流障碍,导致门脉压力升高。

(1)脾大及脾功能亢进:门脉压力升高时,脾淤血、纤维结缔组织及网状内皮细胞增生,使脾大(多为正常的 2～3 倍,部分可平脐或达脐下)。脾大时常伴有脾功能亢进,表现为末梢血中白细胞和血小板计数减少,红细胞也可减少。胃底静脉破裂出血时脾缩小,输血、补液后渐渐增大。脾功能亢进,可能由于增生的网状内皮细胞对血细胞的吞噬、破坏作用加强;或由于脾产生某些体液因素,抑制骨髓造血功能或加速血细胞的破坏。

(2)侧支循环的形成:因门静脉回流受阻,门静脉与腔静脉间的吻合支渐次扩张开放,形成侧支循环。胃冠状静脉与食管静脉丛吻合,形成食管下段和胃底静脉曲张。这些静脉位于黏膜下疏松组织中,常由于腹内压突然升高或消化液反流侵蚀及食物摩擦而破裂出血。脐旁静脉与脐周腹壁静脉沟通,形成脐周腹壁静脉曲张,有时该处可听到连续的静脉杂音。直肠上静脉与直肠中静脉、直肠下静脉吻合扩张,形成内痔。门静脉回流受阻时,侧支循环血流方向见图 5-1。

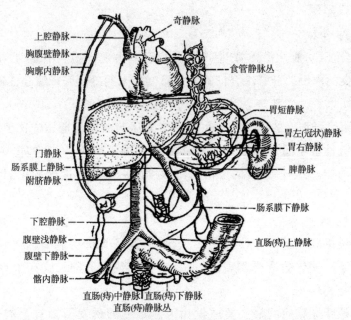

图 5-1 门静脉回流受阻时侧支循环血流方向

(3)腹水:腹水的产生表明肝硬化病情较重。初起时有腹胀感,体检可发现移动性浊音(腹水量＞500 mL)。大量腹水可使横膈抬高而致呼吸困难和心悸,腹部膨隆,腹壁皮肤张紧、发亮,有移动性浊音和水波感。腹内压力明显升高时,脐可突出而形成脐疝。在腹水出现的同时,常可发生肠胀气。部分腹水患者伴有胸腔积液,其中以右侧胸腔多见,两侧者较少。胸腔积液系腹水通过横膈淋巴管进入胸腔所致。腹水为草黄色漏出液。腹水形成的主要因素有清蛋白合成减少、蛋白质摄入和吸收障碍。当血浆清蛋白浓度＜30 g/L 时,血浆胶体渗透压降低,促使血浆外渗;门脉压力升高至 2.94～5.88 kPa(正常为 0.79～1.18 kPa),腹腔毛细血管的滤过压增大,组织液回吸收减少而漏入腹腔;进入肝静脉的血流受阻,使肝淋巴液增加,出现回流障碍,淋巴管内压增大,造成大量淋巴液从肝包膜及肝门淋巴管溢出;肝脏对醛固酮、抗利尿激素的灭活作用减退;腹水形成后循环血容量减少,通过肾小球旁器使肾素分泌增加,产生肾素-血管紧张素-醛固酮系统反应,醛固酮分泌增多,导致肾远曲小管水、钠潴留作用加强,腹水进一步加重。

(4)食管和胃底曲张静脉破裂出血:是门脉高压症的主要并发症,死亡率为 30%～60%。当门静脉压力超过下腔静脉压力 1.47～1.60 kPa 时,曲张静脉就可以发生出血。曲张静脉大者比曲张静脉小者更易破裂出血。最常见的表现是呕血。出血可以是大量的,并迅速发生休克;也可自行停止,以后再发。偶尔仅表现为便血或黑便。

3.肝肾综合征

肝肾综合征(功能性肾衰竭)指严重肝病患者出现肾功能不良,并排除其他引起肾功能不良的原因。肝肾综合征的发病机制尚未明确。肝肾综合征通常见于严重的肝脏疾病患者。主要表现为少尿、蛋白尿、尿钠浓度低(＜10 mmol/L),尿肌酐浓度与血浆肌酐浓度的比值≥30：1,尿渗透压与血浆渗透压的比值＞1。这些尿的改变与急性肾小管坏死不同。肾功能损害的发展不一,一些患者于数天内完全丧失肾功能,另一些患者的血清肌酐浓度随肝脏功能逐渐恶化而缓慢上升,达数周。

4.肝性脑病

肝性脑病指肝衰竭而导致代谢紊乱、中枢神经系统功能失调的综合征。肝性脑病是晚期肝硬化的最严重表现,也是常见的致死原因。临床上以意识障碍和昏迷为主要表现。

肝硬化是肝性脑病的最主要原发病因。常见的诱发因素有上消化道出血、感染、摄入高蛋白饮食、使用含氮药物、大量利尿或放腹水、大手术、麻醉、服安眠药和饮酒等。肝性脑病的发病机制尚未明了。主要有氨和硫醇中毒学说、假性神经介质学说、γ-氨基丁酸能神经传导功能亢进学说等。

临床上按意识障碍、神经系统表现和脑电图改变将肝性脑病分为 4 期(表 5-1)。

表 5-1 肝性脑病分期

分 期	精神状况	运动改变
Ⅰ期(前驱期)	思维紊乱,淡漠,激动,欣快,不安,睡眠紊乱	细震颤,协调动作缓慢,扑翼样震颤
Ⅱ期(昏迷前期)	嗜睡,昏睡,有定向障碍,行为失常	扑翼样震颤,发音困难,初级反射出现
Ⅲ期(昏睡期)	思维明显紊乱,言语令人费解	反射亢进,有巴宾斯基征,尿、便失禁,肌阵挛,过度换气
Ⅳ期(昏迷期)	昏迷	呈去大脑体位,有短促的眼头反射,疼痛刺激反应早期存在,进展为反应减弱和刺激反应消失

肝性脑病患者呼出气体中常具有一种类似烂苹果样臭味,这与肝脏不能分解甲硫氨酸中间产物二甲基硫和甲基硫醇有关。肝臭可在昏迷前出现,是一种预后不良的征象。

5.其他

肝硬化患者常因抵抗力降低而并发各种感染,如支气管炎、肺炎、自发性腹膜炎、结核性腹膜炎、尿路感染。腹膜炎发生的机制可能是细菌通过血液或淋巴液播散入腹腔,并可穿过肠壁而入腹腔。腹水患者易发生腹膜炎,病死率高,早期诊断非常重要。自发性腹膜炎起病较急者常有腹痛和腹胀。起病缓者则多有低热或不规则的发热,伴有腹部隐痛、恶心、呕吐及腹泻。体检可发现腹膜刺激征,腹水性质由漏出液转为渗出液。

长期低钠盐饮食、利尿及大量放腹水,易发生低钠血症和低钾血症。长期使用高渗葡萄糖溶液与肾上腺糖皮质激素、呕吐及腹泻可使钾、氯减少,而产生低钾血症、低氯血症,并致代谢性碱中毒和肝性脑病。

(三)肝脏体征

肝脏大小不一,早期肝大,质地中等或中等偏硬,晚期肝缩小、坚硬,表面呈颗粒状或结节状。一般无压痛,但在肝细胞进行性坏死或并发肝炎或肝周围炎时,可有触痛与叩击痛。肝边缘锐利提示无炎症活动,边缘圆钝表明有炎症、水肿、脂肪浸润或纤维化。肝硬化时右叶下缘不易触及而左叶增大。

三、检查

(一)血常规

白细胞计数和血小板计数明显减少。失血、营养障碍、叶酸及维生素 B_{12} 缺乏导致缺铁性或巨幼红细胞性贫血。

(二)肝功能检查

早期蛋白电泳即显示球蛋白增多,而清蛋白到晚期才减少。絮状试验及浊度试验在肝功能代偿期可正常或轻度异常,而在失代偿期多为异常。失代偿期转氨酶活力可呈轻度、中度升高,一般以谷丙转氨酶活力升高较明显,肝细胞有严重坏死时,则谷草转氨酶活力常高于谷丙转氨酶。

静脉注射磺溴酞 5 mg/kg 体重 45 分钟后,正常人血内滞留量应低于 5%,肝硬化时多有不同程度的增加。磺溴酞可有变态反应,检查前应做皮内过敏试验。吲哚靛青绿亦是一种染料,一般静脉注射0.5 mg/kg体重 15 分钟后,正常人血中滞留量<10%,肝硬化尤其是结节性肝硬化患者的潴留值明显升高,高于 30%。本试验为诊断肝硬化的最好的方法,比溴磺酞试验更敏感,更安全、可靠。

在肝功能代偿期,血中胆固醇浓度多正常或偏低;在失代偿期,血中胆固醇浓度下降,特别是胆固醇酯的浓度常低于正常水平。凝血酶原时间在代偿期可正常,在失代偿期则呈不同程度延长,注射维生素 K 亦不能纠正。

(三)影像学检查

B 型超声波检查可探查肝、脾的大小及有无腹水,可显示脾静脉和门静脉增宽,有助于诊断。食管静脉曲张时,吞钡 X 线检查可见蚯蚓状或串珠状充盈缺损,纵行黏膜皱襞增宽。胃底静脉曲张时,可见菊花样充盈缺损。放射性核素肝脾扫描可见肝摄取减少,分布不规则,脾摄取增加,脾大可明显显影。

(四)纤维食管镜

纤维食管镜检查可见食管钡餐检查呈阴性的食管静脉曲张。

(五)肝穿刺活组织检查

肝活组织检查常可明确诊断,但其为创伤性检查,仅在临床诊断确有困难时才选用。

(六)腹腔镜检查

可直接观察肝脏表面、色泽、边缘及脾等的改变,并可在直视下进行有目的穿刺活组织检查,对鉴别肝硬化、慢性肝炎和原发性肝癌以及明确肝硬化的病因很有帮助。

四、基本护理

(一)观察要点

观察患者的全身情况,有无消瘦、贫血、乏力、面色灰暗黝黑、口角炎、毛发稀疏而无光泽等营养障碍表现。观察皮肤黏膜、巩膜有无黄染,尿色有无变化。注意蜘蛛痣、杵状指、色素沉着、肝臭、水肿、男性乳房发育等体征。了解有无肝区疼痛、食欲缺乏、厌油、恶心、呕吐、排便不规则、腹胀等消化道症状。

(二)并发症的观察

1.门脉高压症

观察腹水、腹胀和其他压迫症状,观察有无腹壁静脉曲张、痔出血、贫血、鼻衄、齿龈出血、瘀点、瘀斑、呕血、黑便。

2.腹水

观察尿量、腹围、体重变化和有无水肿。

3.肝性脑病

注意意识和精神活动,有无嗜睡、昏睡、昏迷、定向障碍、胡言乱语,有无睡眠节律紊乱和扑翼样震颤。

(三)一般护理

1.合理的休息

研究证明取卧位时肝脏血流量与站立时肝脏血流量有明显差异,前者比后者多40%以上。因此合理的休息既可减少体能消耗,又能降低肝脏负荷,增加肝脏血流量,防止肝功能进一步受损和促进肝细胞恢复。在肝功能代偿期患者应适当减少活动和工作强度,注意休息,避免劳累。若病情不稳定,肝功能试验异常,则应减少活动,充分休息。有发热、黄疸、腹水等表现的失代偿患者应以卧床休息为主,并保证充足的睡眠。

2.正确的饮食

正确的进食和合理的营养能促进肝细胞再生,反之则会加重病情,诱发上消化道出血、肝昏迷、腹泻等。肝硬化患者应选择高热量、高蛋白、高维生素且易消化的食物。适当限制动物脂肪的摄入,不食增加肝脏解毒负荷的食物和药物。一般要求每天总热量为$10.46\sim12.55$ kJ($2.5\sim3.0$ kcal)。蛋白质每天$100\sim150$ g,含蛋白质的食物宜多样化、易消化、含有丰富的必需氨基酸。脂肪每天$40\sim50$ g。要有足量的B族维生素、维生素C等。为防便秘,可进食含纤维素多的食物。对肝功能明显减退的晚期患者或有肝昏迷先兆者给予低蛋白饮食,限制蛋白质每天 30 g 左右。对伴有腹水者按病情给予低盐(每天 3～5 g)和无盐饮食。腹水严重时应限制每天的入水量。给黄疸患者补充胆盐。患者禁饮酒、咖啡,禁止吸烟和吃高盐食物。避免进食有刺激性、粗糙、坚硬的食物,进食时应细嚼慢咽,以防引起食管或胃底静脉破裂出血。教育患者和家属认识到正确饮食和合理营养的意义,并且理解必须长期坚持饮食疗法,要有耐心和毅力,使患者能正确掌握、家属能予以监督。

(四)心理护理

肝硬化的病程漫长,久治不愈,尤其进入失代偿期后,患者心身遭受很大痛苦,承受的心理压力大,心理变化也大,因此在常规治疗护理中更应强调心理护理,必须做好以下几方面:①保持病房整洁、安静、舒适,从视觉、听觉、嗅觉、触觉等方面消除不良刺激,使患者在生活起居方面感到满意。②对病情稳定者,要主动指导患者和家属掌握治疗性自我护理方法,包括通过多种形式宣教有关医疗知识,消除他们的恐惧、悲观感,帮他们树立信心;帮助分析并发症发生的诱因,增强患者的预防能力;对心理状态稳定型患者可客观地介绍病情及检查化验结果,以取得其配合。③对病情反复发作者,要热情地帮助其恢复生活自理能力,增加战胜疾病的信心。对忧郁悲观型患者应给予同情,充分理解他们,帮助他们解决困难。对怀疑类型的患者应明确告知诊断无误,客观介绍病情,并使其冷静面对现实。④根据病情需要适当安排娱乐活动。

(五)药物治疗的护理

严重患者特别是老年患者进食少时,可静脉供给能量,以补充机体所需。研究表明,80%～100%的肝硬化患者存在程度不同的能量、营养不足。因此对老年患者按每天每千克体重摄入1.0 g蛋白质,补充由疾病相关因素造成的额外丢失。补充蛋白质(氨基酸)时,应提供以必需氨基酸为主的氨基酸溶液。若肝功损害严重,则以含丰富支链氨基酸(45%)的溶液作为氮源。目前冰冻血浆的使用越来越广泛,使用过程中应注意掌握正确的融化方法和观察输注不良反应。一般融化血浆后不再复冻。

使用利尿剂时,应教会患者正确服用利尿剂。通常需向患者讲述常用利尿剂的作用及不良反应。指导患者掌握观察方法,如体重每天减少 0.5 kg,尿量每天达 2 000～2 500 mL,腹围逐渐缩小。

第二节 胆 囊 炎

胆囊炎是最常见的胆囊疾病,常与胆石症同时存在。女性患者多于男性患者。胆囊炎分为急性和慢性两种。

一、临床表现

急性胆囊炎可出现右上腹撑胀疼痛,体位改变和呼吸时疼痛加剧,右肩或后背部放射性疼痛,高热,打寒战,可有恶心、呕吐。慢性胆囊炎患者常出现消化不良,上腹不适或钝痛,可有恶心、腹胀及嗳气,进食油腻食物后加剧。

胆囊炎并发胆石症者在结石嵌顿时,可引起穿孔,导致腹膜炎,疼痛加重,甚至出现中毒性休克或衰竭。胆囊炎胆石症可加重或诱发冠心病,引起心肌缺血性改变。专家认为:胆囊结石是诱发胆囊癌的重要因素之一。胆囊炎胆石症常可引起胰腺炎,由胆管疾病引起的急性胰腺炎约占50%。

二、治疗原则

(1)对无症状的胆囊结石患者根据结石的大小和数目、胆囊壁病变确定是否手术及手术时机。应择期行胆囊切除术,有条件医院应用腹腔镜行胆囊切除术。

(2)对有症状的胆囊结石患者用开放法或腹腔镜方法。

(3)胆囊结石伴有并发症(如胆囊积液或积脓、急性胆石性胰腺炎胆管结石或胆管炎)时,应即刻行胆囊切除术。

三、护理措施

(一)术前护理

(1)按一般外科术前常规护理。

(2)提供低脂饮食。

(3)急性期应给予静脉输液,以纠正电解质紊乱,输血或血浆,以改善全身情况。

(4)患者如有中毒性休克表现,应先补足血容量,用升压药等纠正休克,病情好转后手术治疗。

(5)黄疸严重者有皮肤瘙痒,要做好皮肤护理,防止瘙痒时皮肤破损,出现皮肤感染。黄疸患者胆管内缺乏胆盐,有维生素K吸收障碍,容易引起凝血功能障碍,术前应注射维生素 K。对出现高热者按高热护理常规护理。

(6)协助医师做好各项检查,如检查肝功能、做心电图、测定凝血酶原时间、做超声检查、胆囊造影。对肝功能损害严重者应给予保肝治疗。

(7)需做胆总管与胆管吻合术前,应做胆管准备。

(8)手术前一天禁吃晚餐,手术日早晨按医嘱留置胃管,抽尽胃液。

(二)术后护理

(1)按一般外科手术后护理常规及麻醉后护理常规护理。

(2)血压平稳后改为半坐卧位,以利于引流。

(3)禁食期间,给予静脉输液,维持水、电解质平衡。

(4)留置胃管,保持胃管通畅,观察引流液的性质并记录引流液的量,术后 2～3 天肠蠕动恢复正常,可拔除胃管,让患者进食流质,以后将饮食逐渐改为低脂半流质,注意患者进食后反应。

(5)注意腹部伤口渗液,如渗液多,应及时更换敷料。

(6)停留 T 管引流,保持胆管引流管通畅,并记录 24 小时引流液的量及性质。

(7)对引流管停留时间长,引流量多者,要注意其饮食及消化功能,若食欲差,可让其口服去氧胆酸、胰酶片或中药。

(8)胆总管内有残存结石或泥沙样结石,术后两周可行 T 管冲洗。

(9)防止 T 管脱落,除手术时要固定牢靠外,应将 T 管用别针固定于腹带上。

(10)防止逆行感染。每周将 T 管引流所接的消毒引流瓶(袋)更换两次,更换引流袋时要无菌操作。对腹壁引流伤口每天更换一次敷料。

(11)注意水、电解质平衡,注意有无低钾、低钠症状,注意黄疸消退情况。

(12)拔 T 管指征及注意事项:一般术后 10～14 天,患者无发热、腹痛,大便颜色正常,黄疸消退,胆汁引流量逐天减少,至 50 mL 以下,胆汁颜色正常,呈金黄色、澄清时,用低浓度的胆影葡胺做 T 管造影,以了解胆管远端是否通畅,如通畅,可钳夹 T 管或提高 T 管,使之距离腋后线10～20 cm。如有上腹胀痛、发热、黄疸加深等,说明胆管下端仍有梗阻,应立即开放引流管,继续引流,钳夹 T 管48 小时后无任何不适,方可拔管。拔管后1～2 天可有少量胆汁溢出,应及时更换敷料,如有大量胆汁外溢,应向医师报告。拔管后还应观察患者的食欲及腹胀、腹痛、黄疸、体温和大便情况。

第三节 胆囊结石

胆囊结石是指原发于胆囊的结石,是胆石症中最多的一种疾病。近年来随着卫生条件的改善以及饮食结构的变化,胆囊结石的发病率呈升高趋势,已高于胆管结石的发病率。胆囊结石多见于女性,男性患者与女性患者之比为 1:(3~4)。胆囊结石以胆固醇结石或以胆固醇为主要成分的混合性结石为主。少数结石可经胆囊管排入胆总管,大多数存留于胆囊内,且结石越聚越大,可呈多颗小米粒状,在胆囊内可存在数百粒小结石,也可呈单个巨大结石。有些患者终身无症状而在尸检中发现静止性胆囊结石,大多数患者腹痛症状反复发作。一般小结石容易嵌入胆囊管,发生阻塞,引起胆绞痛症状,发生急性胆囊炎。

一、诊断

(一)症状

1.胆绞痛

胆绞痛是胆囊结石并发急性胆囊炎时的典型表现,多在进油腻食物后胆囊收缩,结合移位并嵌顿于胆囊颈部,胆囊压力升高后强力收缩而发生绞痛。小结石通过胆囊管或胆总管时可发生典型的胆绞痛,疼痛位于右上腹,呈阵发性,可向右肩背部放射,伴恶心、呕吐,呕吐物为胃内容物,吐后症状并不减轻。存留在胆囊内的大结石堵塞胆囊腔时并不引起典型的胆绞痛,故胆绞痛常反映结石在胆管内的移动。急性发作、特别是发生坏疽性胆囊炎时还可出现高热、畏寒等明显的感染症状,严重病例由于炎性渗出或胆囊穿孔可引起局限性腹膜炎,从而出现腹膜刺激症状。胆囊结石一般无黄疸,但 30% 的患者因伴有胆管炎或肿大的胆囊压迫胆管,肝细胞损害时也可有一过性黄疸。

2.胃肠道症状

大多数慢性胆囊炎患者有不同程度的胃肠道功能紊乱,表现为右上腹隐痛、厌油、进食后有上腹饱胀感,常被误认为"胃病"。有近半数的患者早期无症状,称为静止性胆囊结石,在长期随访中仍有部分此类患者出现腹痛等症状。

(二)体征

1.一般情况

无症状期间多数患者的一般情况良好,少数急性胆囊炎患者在发作期可有黄疸,症状重时可有感染中毒症状。

2.腹部情况

如无急性发作,患者腹部常无明显异常体征,部分患者右上腹可有深压痛。急性胆囊炎患者可有右上腹饱满、呼吸运动受限、右上腹触痛及肌紧张等局限性腹膜炎体征,墨菲征呈阳性。有 1/3～1/2 的急性胆囊炎患者,在右上腹可扪及肿大的胆囊或胆囊与大网膜粘连而形成的炎性肿块。

(三)检查

1.化验检查

胆囊结石合并急性胆囊炎有血液白细胞计数升高,少数患者谷丙转氨酶浓度也升高。

2.B超

B超检查简单易行,价格低廉,且不受胆囊的大小和功能、胆管梗阻或结石含钙量的影响,诊断正确率可达 96％以上,是首选的检查手段。典型声像特征是胆囊腔内有强回声光团并伴声影,改变体位时光团可移动。

3.胆囊造影

胆囊造影能显示胆囊的大小及形态并了解胆囊的收缩功能,但易受胃肠道功能、肝功能及胆囊管梗阻的影响,应用很少。

4.X 线

腹部 X 线平片对胆囊结石的显示率为 10％～15％。

5.十二指肠引流

十二指肠引流物有无胆汁可确定是否有胆囊管梗阻,胆汁中出现胆固醇结晶提示结石存在,但此项检查目前已很少用。

6.CT、MRI、经内镜逆行性胰胆管造影、经皮肝穿刺胆管造影

在 B 超不能确诊或者怀疑有肝内胆管、肝外胆管结石或胆囊结石术后多年复发,又疑有胆管结石者,可酌情选用其中某一项或几项诊断方法。

(四)诊断要点

1.症状

20％～40％的胆囊结石可终生无症状,称"静止性胆囊结石"。有症状的胆囊结石的主要临床表现:进食后,特别是进油腻食物后,出现上腹部或右上腹部隐痛、饱胀,伴嗳气、呃逆等。

2.胆绞痛

胆囊结石的典型表现,疼痛位于上腹部或右上腹部,呈阵发性,可向肩胛部

和背部放射,多伴恶心、呕吐。

3.Mirizzi 综合征

持续嵌顿和压迫胆囊壶腹部和颈部的较大结石,可引起肝总管狭窄或胆囊管瘘以及反复发作的胆囊炎、胆管炎、梗阻性黄疸,称"Mirizzi 综合征"。

4.墨菲征

右上腹部局限性压痛、肌紧张,墨菲征呈阳性。

5.B 超

胆囊暗区有一个或多个强回声光团,并伴声影。

(五)鉴别诊断

1.肾绞痛

需鉴别胆绞痛与肾绞痛,后者的疼痛部位在腰部,疼痛向外生殖器放射,伴有血尿,可有尿路刺激症状。

2.胆囊非结石性疾病

对于胆囊良性肿瘤、胆囊恶性肿瘤、胆囊息肉样病变等,B 超、CT 等影像学检查可提供鉴别线索。

3.胆总管结石

胆总管结石可表现为高热、黄疸、腹痛,超声等影像学检查可以鉴别,但有时胆囊结石可与胆总管结石并存。

4.消化性溃疡性穿孔

此类患者多有溃疡病史,腹痛发作突然并很快波及全腹,腹壁呈板状强直。腹部 X 线平片可见膈下游离气体。较小的十二指肠穿孔,或穿孔后很快被网膜包裹,形成一个局限性炎性病灶时,易与急性胆囊炎混淆。

5.内科疾病

一些内科疾病(如肾盂肾炎、右侧胸膜炎、肺炎)发生时,亦可出现右上腹疼痛症状,若注意分析,不难获得正确的诊断。

二、治疗

(一)一般治疗

饮食宜清淡,防止急性发作,对无症状的胆囊结石应定期 B 超随诊。注意维持水、电解质平衡,并静脉注射抗生素。

(二)药物治疗

应用溶石疗法,服用鹅去氧胆酸或熊去氧胆酸对胆固醇结石有一定溶解效果。但此种药物有肝毒性,服药时间长,反应大,价格贵,停药后结石易复发。其适应证为胆囊结石直径在 2 cm 以下;结石含钙少,X 线能够透过;胆囊管通畅;患者的肝脏功能正常,无明显的慢性腹泻史。目前多主张采取单用熊去氧胆酸或与鹅去氧胆酸合用,不主张单用鹅去氧胆酸。鹅去氧胆酸总量为 15 mg/(kg·d),分次口服。熊去氧胆酸为 8~10 mg/(kg·d),分餐后口服或晚餐后口服。疗程 1~2 年。

(三)手术治疗

对于无症状的静止胆囊结石,一般认为无须施行手术切除胆囊。但有下列情况时,应进行手术治疗:①胆囊造影时胆囊不显影;②结石直径超过 2 cm;③并发糖尿病且处于糖尿病已控制时;④患者为老年人或有心肺功能障碍者。

腹腔镜胆囊切除术适于无上腹创伤及手术史者,无急性胆管炎、胰腺炎、腹膜炎及腹腔脓肿的患者。对并发胆总管结石的患者应同时行胆总管探查术。

1.术前准备

择期胆囊切除术后引起死亡的最常见原因是心血管疾病。因此,详细询问病史,发现心绞痛和仔细进行心电图检查,注意有无心肌缺血或以往心肌梗死证据非常重要。此外,还应寻找脑血管疾病,特别是一过性缺血发作的症状。若病史呈阳性或有问题时应做非侵入性颈动脉血流检查。此时对择期胆囊切除术应当延期,按照指征在冠状动脉架桥或颈动脉重新恢复血管流通后施行。除心血管病外,引起择期胆囊切除术后死亡的其他原因有肝胆疾病,主要是肝硬化。除术中出血外,还可发生肝衰竭和败血症。自从在特别挑选的患者中应用预防性措施以来,择期胆囊切除术后感染中毒性并发症的发生率已有明显下降。慢性胆囊炎患者胆汁内的细菌滋生率为10%~15%,而在急性胆囊炎消退期患者中细菌滋生率则高达 50%。细菌菌种为肠道菌,如大肠埃希菌、产气克雷伯菌和粪链球菌,也可见到产气荚膜杆菌、类杆菌和变形杆菌等。胆管内细菌的发生率随年龄而增长,故主张对超过 60 岁、急性胆囊炎发作刚恢复的患者,术前预防性使用抗生素。

2.手术治疗

对有症状胆石症已成定论的治疗是腹腔镜胆囊切除术。虽然此技术的常规应用时间尚短,但是其结果十分突出,仅在不能施行腹腔镜手术或手术不安全时,才选用开腹胆囊切除术。外科医师在遇到胆囊和胆管解剖不清,止血或胆汁渗漏而不能满意地控制时,应当及时中转开腹。目前,中转开腹率在5%以下。

(四)其他治疗

体外震波碎石适用于胆囊内胆固醇结石,结石直径不超过3 cm,且胆囊具收缩功能。治疗后部分患者可发生急性胆囊炎或结石碎片进入胆总管而引起胆绞痛和急性胆管炎,此外碎石后仍不能防止结石的复发。因其并发症多,疗效差,现已基本不用。

三、护理措施

(一)术前护理

1.饮食指导

患者选用低脂肪、高蛋白质、高糖饮食。因为高脂肪饮食可促进胆囊收缩,排出胆汁,加剧疼痛。

2.术前用药

对严重的胆石症发作性疼痛可使用镇痛剂和解痉剂,但应避免使用吗啡,因吗啡有收缩胆总管的作用,可加重病情。

3.病情观察

应注意观察胆石症急性发作患者的体温、脉搏、呼吸、血压、尿量及腹痛情况,及时发现有无感染性休克征兆。注意患者的皮肤有无黄染及粪便颜色的变化,以确定有无胆管梗阻。

(二)术后护理

(1)症状观察及护理:定时监测患者生命体征的变化,注意有无血压下降、体温升高及尿量减少等全身中毒症状,及时补充液体,保持出入量平衡。

(2)T形管护理:胆总管切开,放置T形管的目的是引流胆汁,使胆管减压。①应把T形管妥善固定,防止扭曲、脱落。②保持T形管无菌,每天更换引流袋。患者下地活动时引流袋应低于胆囊水平,避免胆汁回流。③观察并记录每天胆汁的引流量、颜色及性质,防止胆汁淤积,引起感染。④拔管:如果T形管引流通畅,胆汁为淡黄、澄清、无沉渣且无腹痛、发热等症状,术后10~14天可夹闭管道。开始每天夹闭2~3小时,若无不适,可逐渐延长时间,直至全日夹管。在此过程中要观察患者有无体温升高、腹痛、恶心、呕吐及黄疸等。经T形管造影显示胆管通畅后,再引流2~3天,以及时排出造影剂。经观察无特殊反应,可拔除T形管。

(3)健康指导:进少油腻、高维生素、低脂食物。烹调方式以蒸煮为宜,少吃油炸的食物。

(4)适当进行体育锻炼,提高机体抵抗力。

第四节 急性胰腺炎

一、病因

(一)梗阻因素

梗阻是最常见原因。该病常见于胆总管结石、胆管蛔虫症、奥狄括约肌水肿和痉挛等引起的胆管梗阻以及胰管结石、肿瘤导致的胰管梗阻。

(二)乙醇中毒

乙醇引起奥狄括约肌痉挛,使胰管引流不畅、压力升高。同时乙醇刺激胃酸分泌,胃酸又刺激促胰液素和缩胆囊素分泌增多,促使胰腺外分泌增加。

(三)暴饮暴食

暴饮暴食,尤其是进食高蛋白、高脂肪食物,过量饮酒可刺激胰腺大量分泌,胃肠道功能紊乱,或剧烈呕吐导致十二指肠内压骤增,十二指肠液反流,共同通道受阻。

(四)感染因素

腮腺炎病毒、肝炎病毒、伤寒沙门菌等经血流、淋巴进入胰腺可致该病。

(五)损伤或手术

胃胆管手术或胰腺外伤、内镜逆行胰管造影等因素可直接或间接损伤胰腺,导致胰腺缺血、奥狄括约肌痉挛或刺激迷走神经,使胃酸、胰液分泌增加,可导致发病。

(六)其他因素

内分泌或代谢性疾病(如高脂血症、高钙血症),某些药物(如吲哚美辛、硫唑嘌呤)均可损害胰腺。

二、病理生理

根据病理改变可将该病分为水肿性胰腺炎和出血坏死性胰腺炎。该病理改变是水肿、出血和坏死,严重者可并发休克、化脓性感染及多脏器衰竭。

三、临床表现

(一)腹痛

腹痛大多突然发作,常在饱餐后或饮酒后发作。多为全上腹持续剧烈疼痛伴有阵发性加重,向腰背部放射,疼痛与病变部位有关。胰头部有炎症以右上腹痛为主,向右肩部放射;胰尾部有炎症以左上腹为主,向左肩放射;炎症累及全胰则呈束带状腰背疼痛。重型患者的腹痛延续时间较长,由于渗出液扩散,腹痛可弥散至全腹,并有麻痹性肠梗阻现象。

(二)恶心、呕吐

早期为反射性频繁呕吐,呕吐物多为胃、十二指肠内容物,后期因肠麻痹或肠梗阻可呕吐小肠内容物。呕吐后腹胀不缓解为其特点。

(三)发热

发热与病变程度相一致。重型胰腺炎继发感染或合并胆管感染时可有持续高热,持续高热不退提示合并感染或并发胰周脓肿。

(四)腹胀

腹胀是重型胰腺炎的重要体征之一,其原因是腹膜炎造成麻痹性肠梗阻。

(五)黄疸

黄疸多在有胆源性胰腺炎时发生。严重者可合并肝细胞性黄疸。

(六)腹膜炎体征

发生水肿性胰腺炎时,压痛只局限于上腹部,常无明显肌紧张;出血坏死性胰腺炎压痛明显,并有肌紧张和反跳痛,范围较广泛或波及全腹。

(七)休克

严重患者出现休克,表现为脉细速,血压降低,四肢厥冷,面色苍白等。有的患者以突然休克为主要表现,称为暴发性急性胰腺炎。

(八)皮下瘀斑

少数患者因胰酶及坏死组织液穿过筋膜与基层渗入腹壁下,可在季肋及腹部形成蓝棕色斑(格雷-特纳征)或脐周皮肤青紫(卡伦征)。

四、辅助检查

(一)胰酶测定

1.血清淀粉酶

90%以上的患者血清淀粉酶浓度升高,通常在发病后 3～4 小时后开始升高,12～24 小时达到高峰,3～5 天恢复正常。

2.尿淀粉酶测定

尿淀粉酶浓度通常在发病后 12 小时开始升高,24～48 小时达高峰,持续5～7 天下降。

3.血清脂肪酶测定

血清脂肪酶浓度在发病 24 小时升高至 1.5 康氏单位(正常值 0.5～1.0 U)。

(二)腹腔穿刺

穿刺液为血性混浊液体,可见脂肪小滴,腹水淀粉酶较血清淀粉酶值高 3～8 倍。并发感染时呈脓性。

(三)B 超检查

B 超检查可见胰腺弥漫性均匀肿大,界限清晰,内有光点反射,但较稀少,若炎症消退,上述变化持续 1～2 周即可恢复正常。

(四)CT 检查

CT 扫描显示胰腺弥漫肿大,边缘不光滑,当胰腺出现坏死时可见胰腺上有低密度、不规则的透亮区。

五、临床分型

(一)水肿性胰腺炎(轻型)

主要表现为腹痛、恶心、呕吐、腹膜炎体征、血淀粉酶和尿淀粉酶浓度增大,治疗后短期内可好转,死亡率低。

(二)出血坏死性胰腺炎(重型)

上述症状、体征继续加重,高热持续不退,黄疸加深,神志模糊,谵妄,高度腹胀,有血性或脓性腹水,两侧腰部或脐下出现青紫瘀斑,胃肠出血,可能休克等。实验室检查:白细胞增多($>16\times10^9$/L),红细胞和血细胞比容降低,血糖浓度升高(>11.1 mmol/L),血钙浓度降低(<2.0 mmol/L),$PaO_2 < 8.0$ kPa

(60 mmHg),血尿素氮或肌酐升高,酸中毒等。甚至出现急性肾衰竭、DIC、急性呼吸窘迫综合征等,死亡率较高。

六、治疗原则

(一)非手术治疗

对急性胰腺炎大多采用非手术治疗:①严密观察病情;②减少胰液分泌,应用抑制或减少胰液分泌的药物;③解痉镇痛;④用有效抗生素防治感染;⑤抗休克,纠正水、电解质平衡失调;⑥用抗胰酶疗法;⑦腹腔灌洗;⑧使用激素和中医中药治疗。

(二)手术治疗

1.目的

清除含有胰酶、毒性物质的坏死组织。

2.指征

指征为采用非手术疗法无效者,诊断未明确而疑有腹腔脏器穿孔或肠坏死者,合并胆管疾病者,并发胰腺感染者。应考虑手术探查。

3.手术方式

手术方式有灌洗引流、坏死组织清除和规则性胰腺切除术、胆管探查、T形管引流和胃造瘘、空肠造瘘术等。

七、护理措施

(一)非手术期间的护理

1.病情观察

严密观察神志,监测生命体征和腹部体征的变化,监测血气、凝血功能、血电解质的变化,及早发现坏死性胰腺炎、休克和多器官衰竭。

2.维持正常呼吸功能

给予高浓度氧气吸入,必要时用呼吸机辅助呼吸。

3.维护肾功能

详细记录每小时尿量、尿比重、出入水量。

4.控制饮食、抑制胰腺分泌

对病情较轻者,可进少量清淡流质或半流质饮食,限制蛋白质的摄入量,禁止进食脂肪。对病情较重或频繁呕吐者要禁食,行胃肠减压,遵医嘱给予抑制胰腺分泌的药物。

5.预防感染

对病情重或胆源性胰腺炎患者给予抗生素,为预防真菌感染,应加用抗真菌药物。

6.防治休克

维持水、电解质平衡,应早期迅速补充水、电解质、血浆、全血。还应预防低钾血症、低钙血症,在疾病早期应注意观察,及时矫正。

7.心理护理

指导患者减轻疼痛的方法,解释各项治疗措施的意义。

(二)术后护理

1.术后各种引流管的护理

(1)熟练掌握各种管道的作用,将导管贴上标签后与引流装置正确连接,妥善固定,防止导管滑脱。

(2)分别观察和记录各引流管的引流液的性状、颜色、量。

(3)严格遵循无菌操作规程,定期更换引流装置。

(4)保持引流通畅,防止导管扭曲。重型患者常有血块、坏死组织脱落,容易造成引流管阻塞。如有阻塞,可用无菌温生理盐水冲洗,帮患者经常更换体位,以利于引流。

(5)冲洗液、灌洗液现用现配。

(6)拔管护理:当患者的体温正常并稳定 10 天左右,白细胞计数正常,腹腔引流液少于 5 mL,每天引流液淀粉酶测定正常后可考虑拔管。拔管后要注意拔管处伤口有无渗漏,如有渗液应及时更换敷料。拔管处伤口可在 1 周左右愈合。

2.伤口护理

观察伤口有无渗液、有无裂开,按时换药。并发胰外瘘时,要注意保持负压引流通畅,并用氧化锌糊剂保护瘘口周围皮肤。

3.营养支持治疗与护理

根据患者的营养评定状况,计算需要量,制订计划。第一阶段,术前和术后早期,需抑制分泌功能,使胰腺处于休息状态,同时因胃肠道功能障碍,需完全胃肠外营养(TPN)2~3 周。第二阶段,术后 3 周左右,病情稳定,肠道功能基本恢复,可通过空肠造瘘提供营养 3~4 周,称为肠道营养(TEN)。第三阶段,逐渐恢复经口进食,称为胃肠内营养(EN)。

4.并发症的观察与护理

(1)胰腺脓肿及腹腔脓肿:术后 2 周的患者出现高热,腹部有肿块,应考虑胰腺脓肿及腹腔脓肿的可能。一般此并发症为腹腔引流不畅,胰腺坏死组织及渗出液局部积聚感染所致。非手术疗法无效时应手术引流。

(2)胰瘘:例如,观察到腹腔引流时无色、透明腹腔液经常外漏,其中淀粉酶含量高,为胰液外漏所致,合并感染时引流液可显脓性。多数可逐渐自行愈合。

(3)肠瘘:主要表现为明显的腹膜刺激征,引流液中伴有粪渣。瘘管形成后用营养支持治疗。长期不愈者,应考虑手术治疗。

(4)假性胰腺囊肿:多数需手术行囊肿切除或内引流手术,少数患者经非手术治疗6个月可自行吸收。

(5)糖尿病:胰腺部分切除后,可引起内分泌、外分泌缺失。注意观察血糖、尿糖的变化,根据化验报告补充胰岛素。

5.心理护理

由于病情重,术后引流管多,恢复时间长,患者易产生悲观、急躁情绪,因此应关心、体贴、鼓励患者,帮助患者树立战胜疾病的信心,使其积极配合治疗。

八、健康教育

(1)应少食多餐,注意食用富有营养、易消化的食物,避免暴饮暴食及酗酒。

(2)有胆管疾病者、病毒感染者应积极治疗。

(3)告知患者会引发胰腺炎的药物种类,不得随意服药。

(4)患者有高糖血症,应遵医嘱口服降糖药或注射胰岛素,定时查血糖、尿糖,将血糖水平控制在稳定水平,防治各种并发症。

(5)出院4~6周,避免过度疲劳。

(6)门诊应定期随访。

第六章

妇产科护理

第一节　外阴炎及阴道炎

一、外阴炎

外阴炎是妇科常见病,是外阴部的皮肤与黏膜的炎症,可发生于任何年龄,多见于生育期及绝经后妇女。

(一)护理评估

1.健康史

(1)病因评估:外阴炎主要指外阴部的皮肤与黏膜的炎症,多见于大、小阴唇。外阴与尿道、肛门、阴道邻近且暴露,阴道分泌物、月经血、产后的恶露、尿液、粪便的刺激,糖尿病患者的糖尿的长期浸渍,均可引起外阴不同程度的炎症;此外,穿化纤内裤、紧身内裤,使用卫生巾使局部透气性差等,均可诱发外阴部的炎症。

(2)病史评估:评估有无外阴炎的因素,有无糖尿病、阴道炎病史。

2.身心状况

(1)症状:外阴瘙痒、疼痛、红、肿、灼热,性交及排尿时加重。

(2)体征:局部充血、肿胀、糜烂,常有抓痕,严重者形成溃疡或湿疹。慢性炎症者的外阴局部皮肤或黏膜增厚、粗糙、皲裂等。

(3)社会-心理状况:了解病程,了解患者对症状的反应,有无烦躁、不安等心理。

(二)护理诊断及合作性问题

1.皮肤或黏膜完整性受损

与皮肤黏膜炎症有关。

2.舒适改变

与外阴瘙痒、疼痛,分泌物增多有关。

3.焦虑

与性交障碍、行动不便有关。

(三)护理目标

(1)患者的皮肤与黏膜完整。

(2)患者的病情缓解或好转,舒适感增加。

(3)患者情绪稳定,积极配合治疗与护理。

(四)护理措施

1.一般护理

炎症期间患者宜进食清淡且富含营养的食物,禁食辛辣、刺激性食物。

2.心理护理

患者常出现烦躁不安、焦虑、紧张,应帮助患者树立信心,减轻心理负担,坚持治疗。

3.病情监护

积极寻找病因,消除刺激原。

4.治疗护理

(1)治疗原则:去除病因,积极治疗原发病,如阴道炎、尿瘘、粪瘘、糖尿病。

(2)治疗配合:保持外阴清洁、干燥,局部使用约 40 ℃的 1∶5 000 的高锰酸钾溶液坐浴,每天2次,每次 15～30 分钟,5～10 次为 1 个疗程。如有破溃,可涂抗生素软膏或紫草油,急性期可用物理治疗。

(五)健康指导

(1)做好卫生宣教,指导妇女穿棉质内裤,减少分泌物刺激,谨慎使用公共浴室等,注意经期、孕期、产期及流产后的生殖道清洁,防止感染。

(2)定期做妇科检查,积极参与普查与普治。

(3)指导用药方法及注意事项。

(4)加强性道德教育,纠正不良性行为。

(六)护理评价

(1)患者诉说外阴瘙痒症状减轻,舒适感增加。

(2)患者的焦虑缓解或消失,掌握了卫生保健常识,能养成良好卫生习惯。

二、前庭大腺炎

细菌侵入前庭大腺腺管内致腺管充血、水肿称为前庭大腺炎。

(一)护理评估

1.健康史

(1)病因评估：前庭大腺腺管开口位于小阴唇与处女膜之间，在性交、流产、分娩时或其他情况污染外阴部时，病原体易侵入，引起炎症。该病多见于育龄妇女，主要病原体为葡萄球菌、链球菌、大肠埃希菌、淋病奈瑟菌及沙眼衣原体等。急性炎症发作时，细菌先侵犯腺管，腺管口因炎症肿胀、阻塞，渗出物不能排出，积存而形成脓肿，称为前庭大腺脓肿(又称巴氏腺脓肿)，多发于一侧。如急性炎症消退，腺管口粘连阻塞，分泌物不能外流，脓液转清，则形成前庭大腺囊肿，多为单侧，大小不等，可持续数年不增大。患者往往无自觉症状。

(2)病史评估：了解患者有无反复的外阴感染史及卫生习惯。

2.身体状况

(1)症状：初起时局部肿胀、疼痛、有烧灼感，行走不便，可伴有大小便困难等。有时可出现发热等全身症状(表 6-1)。

表 6-1　前庭大腺炎临床类型及患者的身体状况

临床类型	身体状况
急性期	(1)大阴唇下 1/3 处疼痛、肿胀，严重时行走受限。检查局部可见皮肤红、肿、热、压痛
	(2)脓肿形成时，可触及波动感，脓肿直径可达5～6 cm，可自行破溃。如破口大，引流通畅，脓液流出后炎症消退；如破口小，引流欠佳，炎症持续不退或反复发作
	(3)可出现全身不适、发热等全身症状
慢性期	慢性期囊肿形成，患者感到外阴部有坠胀感或性交不适。检查时局部可触及囊性肿物，大小不一，有时可反复急性发作

(2)体征：外阴部皮肤红肿、压痛明显。当脓肿形成时，疼痛加剧，并可触及波动感，脓肿直径可达5～6 cm。

(3)社会-心理状况：了解病程，了解患者对症状的反应，有无烦躁、不安等心理。患者常因害羞或怕痛而未及时诊治。

(二)辅助检查

取前庭大腺开口处分泌物做细菌培养，确定病原体。

(三)护理诊断及合作性问题

1.皮肤完整性受损

与脓肿自行破溃或手术切开引流有关。

2.疼痛

与局部炎症刺激有关。

(四)护理目标

(1)患者的皮肤保持完整。

(2)疼痛缓解或好转。

(五)护理措施

1.一般护理

急性期患者应卧床休息,饮食易消化,富含营养。

2.心理护理

患者常常烦躁不安、焦虑、紧张,应尊重患者,为患者保密,以解除其忧虑,使其积极治疗,帮助其增强治愈疾病的信心和生活的勇气。

3.病情监护

观察患者的生命体征,重点观察体温变化,观察伤口愈合的情况。

4.治病护理

(1)治疗原则:急性期局部热敷或坐浴,用抗生素消炎;脓肿形成或囊肿较大时,切开引流或行囊肿造口术,保持腺体功能,防止复发。

(2)治疗配合:急性炎症发作时,取前庭大腺开口处分泌物做细菌培养,确定病原体。根据细菌培养结果和药物敏感试验选用抗生素,口服或肌内注射。脓肿形成或囊肿较大时,切开引流或行囊肿造口术,并放置引流条。术后保持局部清洁,每天更换一次引流条,对外阴用蘸有1:5 000的氯己定的棉球擦拭,每天擦洗外阴2次,也可用清热解毒的中药热敷或坐浴,每天2次。

(六)健康指导

(1)向患者及其家属讲解此病的病因及预防措施,指导患者注意外阴清洁卫生。

(2)告知患者月经期、产褥期禁止性交,月经期应使用消毒卫生巾以预防感染,术后注意事项及正确用药。告知患者相关卫生保健常识,要养成良好卫生习惯。

(七)护理评价

(1)患者诉说外阴不适症状减轻,舒适感增加。

(2)患者接受医务人员指导,焦虑缓解或消失。

阴道炎是阴道黏膜及黏膜下结缔组织的炎症,是妇科常见病。正常健康妇女的阴道对病原体的侵入有自然防御功能。当各种因素导致自然防御功能降低,阴道内生态平衡遭到破坏时,病原体侵入导致阴道炎症。幼女及绝经后妇女雌激素缺乏,阴道上皮薄,阴道抵抗力低,她们比青春期及育龄期妇女更易受感染。

三、滴虫性阴道炎

滴虫性阴道炎是由阴道毛滴虫引起的最常见的阴道炎。阴道毛滴虫主要寄生于女性的阴道,也可存在于尿道、尿道旁腺及膀胱,可存在于男性的包皮皱襞、尿道及前列腺内。滴虫适宜生长在温度为 25～40 ℃,pH 为 5.2～6.6 的潮湿环境。月经前、后,阴道内酸性减弱,接近中性,隐藏在腺体及阴道皱襞中的滴虫常得以繁殖,而发生滴虫性阴道炎。此病的传播途径有经性交的直接传播及经游泳池、浴盆、坐便器、衣物、器械等途径的间接传播。

(一)护理评估

1.健康史

(1)病因评估:阴道毛滴虫呈梨形,体积为多核白细胞的 2～3 倍。滴虫顶端有 4 根鞭毛,体部有波动膜,后端尖并有轴柱凸出(图 6-1)。活的滴虫透明、无色,如水滴,鞭毛随波动膜的波动而活动。阴道毛滴虫极易传播,pH 在 4.5 以下时便受到抑制甚至致死。pH 上升至 7.5 时,其繁殖可完全被抑制。在妊娠期和月经来潮前、后,阴道 pH 升高,可使阴道毛滴虫的感染率和发病率升高。

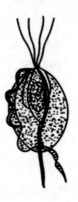

图 6-1　滴虫

(2)病史评估:评估发作与月经周期的关系、既往阴道炎病史、个人卫生情况,分析感染经过,了解治疗经过。

2.身心状况

(1)症状:主要症状为白带呈稀薄泡沫状,量多及伴有外阴、阴道口瘙痒。如有其他细菌混合感染,白带可呈黄绿色、血性、脓性且有臭味。局部可有灼热、疼痛、性交痛。合并尿路感染,可有尿频、尿痛、血尿。阴道毛滴虫能吞噬精子,阻碍乳酸生成,影响精子在阴道内存活,可致不孕。

(2)体征:妇科检查时可见阴道黏膜充血,严重时有散在的出血点。有时可见阴道后穹隆处有液性或脓性泡沫状分泌物。

(3)社会-心理状况:患者常因炎症反复发作而烦恼,出现无助感。

(二)辅助检查

(1)悬滴法:在玻片上加 1 滴温生理盐水,自阴道后穹隆处取少许分泌物,将其混于生理盐水中,用低倍镜检查,如有滴虫,可见其活动。阳性率可达 80%～90%。取分泌物检查前 24～48 小时,避免性交、阴道灌洗及阴道上药。

(2)培养法:适于症状典型而悬滴法未见滴虫者,可用培养基培养,其准确率可达 98%。

(三)护理诊断及合作性问题

1.知识缺乏

患者缺乏对疾病传染途径的认识及缺乏阴道炎治疗的知识。

2.舒适改变

与外阴瘙痒、分泌物增多有关。

3.组织完整性受损

与分泌物增多、外阴瘙痒、搔抓有关。

(四)护理目标

(1)患者能说出疾病传染的途径,了解阴道炎的治疗与日常防护知识。

(2)患者的分泌物减少,舒适度提高。保持组织完整性,无破损。

(五)护理措施

1.一般护理

注意个人卫生,保持外阴部清洁、干燥,避免搔抓外阴导致皮肤破损。

2.心理护理

帮助患者消除疾病带来的烦恼,减轻其对确诊后的心理压力,增强治疗疾病的信心。告知患者夫妇滴虫性阴道炎的传播途径、临床表现、治疗方法和注意事项,减轻他们的焦虑心理,同时鼓励他们积极配合治疗。

3.病情观察

观察患者的外阴瘙痒症状、阴道分泌物的量及颜色等。

4.治疗护理

(1)治疗原则:杀灭阴道毛滴虫,保持阴道的自净作用,防止复发,夫妻双方要同时治疗,切断直接传染途径。

(2)治疗配合:①局部治疗:增强阴道酸性环境,用1%的乳酸溶液、0.5%的醋酸溶液或1:5 000的高锰酸钾溶液冲洗阴道后,每晚睡前将200 mg甲硝唑置于阴道后穹隆,每天一次,10天为1个疗程。②全身治疗:甲硝唑(灭滴灵)每次200～400 mg,每天口服3次,10天为1个疗程。③指导患者正确用药,按疗程坚持用药,注意冲洗液的浓度、温度。④观察用药后的反应:口服甲硝唑后偶见胃肠道反应,如食欲缺乏、恶心、呕吐、起皮疹,一旦发现,应向医师报告并停药。妊娠期、哺乳期妇女应慎用,因为药能通过胎盘进入胎儿体内,并可由乳汁排泄。

(六)健康指导

(1)做好卫生宣教,积极开展普查普治,消灭传染源,严格禁止滴虫阴道炎患者或带虫者进入游泳池。医疗单位做好消毒隔离,防止交叉感染。患者在治疗期间勤换内裤,对内裤、坐浴及洗涤用物应煮沸消毒5～10分钟以消灭病原体,禁止性生活,避免交叉或重复感染。哺乳期妇女在用药期间或用药后24小时内不宜哺乳。经期暂停坐浴、阴道冲洗及阴道用药。

(2)夫妻都应检查,男方若查出毛滴虫,夫妻应共同治疗,有助于提高疗效。治疗期间应禁止性生活。

(3)治愈标准:治疗后应在每次月经干净后复查1次,连续3次均为阴性,方为治愈。

(七)护理评价

(1)患者自诉外阴不适症状减轻,舒适感增加,悬滴法试验连续3个周期复查为阴性。

(2)患者正确复述预防及治疗此病的相关知识。

四、外阴阴道假丝酵母病

外阴阴道假丝酵母病(vulvovaginal candidiasis,VVC)也称外阴阴道念珠菌病,是一种常见的外阴、阴道炎,80%~90%的病原体为白假丝酵母,其发病率仅次于滴虫阴道炎。白假丝酵母是真菌,不耐热,加热至 60 ℃,持续1小时,即可死亡;但对干燥、日光、紫外线及化学制剂的抵抗力较强。

(一)护理评估

1.健康史

(1)病因评估:白假丝酵母为条件致病菌,可存在口腔、肠道和阴道而不引起症状。当阴道内糖原增多、酸度增加、局部细胞免疫力下降时,白假丝酵母可繁殖并引起炎症,故外阴阴道假丝酵母病多见于孕妇、糖尿病患者及接受大量雌激素治疗者。此外,长期应用抗生素、服用皮质类固醇激或有免疫缺陷综合征等,可以改变阴道内微生物之间的相互制约关系,易发此症;穿紧身化纤内裤、肥胖可使会阴局部的温度及湿度增加,也易使白假丝酵母得以繁殖而引起感染。

(2)传播途径评估:①内源性感染为主要感染,白假丝酵母除寄生于阴道外,还可寄生于人的口腔、肠道,这些部位的白假丝酵母可互相传染。②通过性交直接传染。③通过接触感染的衣物等间接传染。

(3)病史评估:了解有无糖尿病及长期使用抗生素、雌激素、类固醇皮质激素病史,了解患者的卫生习惯及有无不洁性生活史。

2.身心状况

(1)症状:患者的外阴、阴道奇痒,患者坐卧不安,痛苦异常,可伴有尿痛、尿频、性交痛。阴道分泌物为干酪样或豆渣样。

(2)体征:妇科检查见小阴唇内侧、阴道黏膜红肿并附着白色块状薄膜,容易剥离,下面为糜烂及溃疡。

(3)社会-心理状况:患者常因外阴瘙痒痛苦不堪,由于影响休息与睡眠,产生忧虑与烦躁,评估患者产生心理障碍及影响疾病治疗的原因。

3.辅助检查

(1)悬滴法:在玻片上加 1 滴温生理盐水,自阴道后穹隆处取少许分泌物,将其混于生理盐水中,用低倍镜检查,若找到白假丝酵母的芽孢和假菌丝即可确诊。

(2)培养法:适于症状典型而悬滴法未见白假丝酵母者,可用培养基培养。

(二)护理诊断及合作性问题

1.焦虑

焦虑与易复发,影响休息与睡眠有关。

2.组织完整性受损

组织完整性受损与分泌物增多、外阴瘙痒、搔抓有关。

(三)护理目标

(1)患者的情绪稳定,患者积极配合治疗与护理。

(2)患者的病情改善,舒适度提高。

(3)保持组织完整性,组织无破损。

(四)护理措施

1.一般护理

注意个人卫生,保持外阴部清洁、干燥,避免搔抓外阴以免皮肤破损。

2.心理护理

向患者讲解外阴阴道假丝酵母病的病因、治疗方法和注意事项等,消除患者的顾虑和焦虑心理,使其积极配合治疗。

3.病情观察

观察患者的外阴瘙痒症状、阴道分泌物的量及颜色等。

4.治疗护理

(1)治疗原则:消除诱因,改变阴道的酸碱度,根据患者的情况选择局部或全身应用抗真菌药以杀灭致病菌。

(2)用药护理。①局部治疗:用2%～4%的碳酸氢钠溶液冲洗阴道或坐浴,再选用制霉菌素栓剂、克霉唑栓剂、咪康唑栓剂等置于阴道内,一般7～10天为1个疗程。②全身用药:若局部用药效果较差或病情顽固,可口服伊曲康唑、氟康唑、酮康唑等。③用药注意:孕妇要积极治疗,否则阴道分娩时新生儿易感染,产生鹅口疮。妊娠期坚持局部治疗,禁止口服唑类药物。勤换内裤,对内裤、坐浴及洗涤用物应煮沸消毒5～10分钟以消灭病原体,避免交叉和重复感染。④用药护理:嘱患者阴道灌洗或坐浴时应注意药液的浓度和治疗时间,要使灌洗药物充分溶化,温度一般为40℃,切忌过烫,以免烫伤皮肤。

(五)健康指导

(1)做好卫生宣教,养成良好的卫生习惯,每天洗外阴、换内裤。切忌搔抓。

(2)约15%男性与女性患者性接触后患有龟头炎,对有症状的男性患者也应进行检查与治疗。

(3)鼓励患者坚持用药,不随意中断疗程。

(4)嘱患者积极治疗糖尿病等疾病,正确使用抗生素、雌激素,以免诱发外阴阴道假丝酵母菌病。

(六)护理评价

(1)患者的分泌物减少,性状转为正常,舒适感增加。

(2)患者正确复述预防及治疗此疾病的相关知识,做到积极配合并坚持治疗。

五、萎缩性阴道炎

萎缩性阴道炎属于非特异性阴道炎,常见于绝经后及卵巢切除后或盆腔放疗者。绝经后的萎缩性阴道炎又称老年性阴道炎。

(一)护理评估

1.健康史

(1)病因评估:①妇女绝经;②手术切除卵巢;③产后闭经;④用假绝经疗法;⑤盆腔放疗等。由于雌激素水平降低,阴道上皮萎缩、变薄,上皮细胞内糖原减少,阴道内 pH 升高,阴道自净作用减弱,局部抵抗力降低,致病菌入侵后易繁殖而引起炎症。

(2)病史评估:了解患者有无糖尿病及长期使用抗生素、雌激素、类固醇皮质激素病史;了解个人卫生习惯及有无不洁性生活史;了解有无进行盆腔放疗等。

2.身心状况

(1)症状:白带增多,多为黄水状,严重感染时可呈脓性,有臭味。黏膜有浅表溃疡时,分泌物可为血性,有的患者可有点滴出血,可伴有外阴瘙痒、灼热、尿频、尿痛、尿失禁等症状。

(2)体征:妇科检查可见阴道皱襞消失,上皮菲薄,黏膜出血,表面可有小出血点或片状出血点;严重时可形成浅表溃疡,阴道弹性消失,变狭窄,慢性炎症、溃疡还可引起阴道粘连,导致阴道闭锁。

(3)社会-心理状况:老年人常因思想比较保守,不愿就医而出现无助感。其他患者常因知识缺乏而病急乱投医,因此,应注意评估患者不愿就医的原因及家庭支持系统。

3.辅助检查

取分泌物检查,用悬滴法排除滴虫性阴道炎和外阴阴道假丝酵母菌病;有血性分泌物时,常需做宫颈刮片或分段诊刮,排除宫颈癌和子宫内膜癌。

(二)护理诊断及合作性问题

1.舒适改变

与外阴瘙痒、疼痛、分泌物增多有关。

2.知识缺乏

与患者缺乏绝经后妇女预防保健知识有关。

3.有感染的危险

与局部分泌物增多、破溃有关。

(三)护理目标

(1)患者的分泌物减少,分泌物的性状转为正常,舒适感增加。

(2)患者正确复述预防及治疗此疾病的相关知识,做到积极配合并坚持治疗。

(3)患者无感染发生或感染被及时发现和控制,体温、血常规正常。

(四)护理措施

1.一般护理

嘱患者保持外阴清洁,勤换内裤,穿棉质内裤,减少刺激等。

2.心理护理

使患者了解老年性阴道炎的病因和治疗方法,减轻其焦虑;对卵巢切除者、放疗者给予安慰与相关医学知识的解释,增强其治疗疾病的信心;解释雌激素替代疗法可缓解症状,帮助其建立治愈疾病的信心。

3.病情观察

观察白带的性状、量,有无外阴瘙痒、灼热及膀胱刺激症状等。

4.治疗护理

(1)治疗原则:增强阴道黏膜的抵抗力,抑制细菌生长繁殖。

(2)治疗配合:①增加阴道的酸度,用 0.5%的醋酸或 1%的乳酸溶液冲洗阴道,每天 1 次。冲洗阴道后,将 200 mg 甲硝唑或 200 mg 氧氟沙星放入阴道深部,每天 1 次,7～10 天为 1 个疗程。②增加阴道抵抗力,针对病因给予雌激素制剂,可局部用药,也可全身用药。每晚将 0.125～0.250 mg 已烯雌酚放入阴道深部,4 天为 1 个疗程。③全身用药,可口服尼尔雌醇,首次 4 mg,以后每 2～4 周 1 次,每晚 2 mg,维持 2～3 个月。

(五)健康指导

(1)对围绝经期、老年妇女进行健康教育,使其掌握预防老年性阴道炎的措施及技巧。

（2）指导患者及其家属阴道灌洗、上药的方法和注意事项。用药前洗净双手及会阴,减少感染的机会。如果患者自己用药有困难,指导其家属协助用药或由医务人员帮助使用。

（3）告知使用雌激素治疗可出现的症状,嘱乳癌或子宫内膜癌患者慎用雌激素制剂。

（六）护理评价

（1）患者的分泌物减少,分泌物的性状转为正常,舒适感增加。

（2）患者正确复述预防及治疗此疾病的相关知识,做到积极配合并坚持治疗。

第二节　子宫颈炎

子宫颈炎是指子宫颈发生的急性/慢性炎症。子宫颈炎是妇科常见疾病之一,包括子宫颈阴道部炎症及子宫颈管黏膜炎症。临床上分为急性子宫颈炎和慢性子宫颈炎。临床多见的子宫颈炎是急性子宫颈管黏膜炎,若急性子宫颈炎未经及时诊治或病原体持续存在,可导致慢性子宫颈炎。

由于子宫颈管黏膜上皮为单层柱状上皮,抗感染能力较差,当遇到多种病原体侵袭、物理或化学因素刺激、机械性子宫颈损伤、子宫颈异物等,引起子宫颈局部充血、水肿,上皮变性、坏死,黏膜、黏膜下组织、腺体周围大量中性粒细胞浸润,或子宫颈间质内有大量淋巴细胞、浆细胞等慢性炎细胞浸润,可伴有子宫颈腺上皮及间质增生和鳞状上皮化生。因子宫颈阴道部鳞状上皮与阴道鳞状上皮相延续,亦可由阴道炎症引起子宫颈阴道部炎症。

病原体种类如下。①性传播疾病的病原体:主要是淋病奈瑟菌及沙眼衣原体。②内源性病原体:与细菌性阴道病病原体、生殖道支原体感染有关。

一、护理评估

（一）健康史

1.一般资料

了解患者的年龄、月经史、婚育史,患者是否处在妊娠期。

2.既往疾病史

详细了解有无阴道炎、性传播疾病及子宫颈炎的病史,包括发病时间、病程经过、治疗方法及效果。

3.既往手术史

详细询问分娩手术史,了解阴道分娩时有无子宫颈裂伤;是否做过妇科阴道手术及有无子宫颈损伤、感染史。

4.个人生活史

了解患者的卫生习惯,分析可能的感染途径。

(二)生理状况

1.症状

(1)急性子宫颈炎:阴道分泌物增多,呈黏液脓性,阴道分泌物的刺激可引起外阴瘙痒及灼热感;可出现月经间期出血、性交后出血等症状;常伴有尿道症状,如尿急、尿频、尿痛。

(2)慢性子宫颈炎:患者多无症状,少数患者可有阴道分泌物增多,呈淡黄色或脓性,偶有接触性出血、月经间期出血,偶有分泌物刺激引起外阴瘙痒或不适。

2.体征

(1)急性子宫颈炎:检查见脓性或黏液性分泌物从子宫颈管流出;用棉拭子擦拭子宫颈管时,容易诱发子宫颈管内出血。

(2)慢性子宫颈炎:检查可见子宫颈呈糜烂样改变,或有黄色分泌物覆盖子宫颈口或从子宫颈管流出,也可见子宫颈息肉或子宫颈肥大。

3.辅助检查

(1)实验室检查:用分泌物涂片做革兰染色,中性粒细胞>30个/高倍视野;阴道分泌物湿片检查白细胞>10个/高倍视野;做淋菌奈瑟菌及沙眼衣原体检测,以明确病原体。

(2)宫腔镜检查:镜下可见血管充血,子宫颈黏膜及黏膜下组织、腺体周围大量中性粒细胞浸润,腺腔内可见脓性分泌物。

(3)宫颈细胞学检查:包括宫颈刮片、宫颈管吸片检查,以鉴别该病与宫颈上皮瘤样病变或早期宫颈癌。

(4)阴道镜及活组织检查:必要时进行,以明确诊断。

(三)高危因素

(1)有性传播疾病,<25岁,有多位性伴侣或有新性伴侣且无保护性交。

(2)有细菌性阴道病。

(3)分娩、流产或手术致子宫颈损伤。

（4）卫生不良或雌激素缺乏,局部抗感染能力差。

（四）社会-心理因素

1.对健康问题的态度

患者是否因无明显症状,而不重视或延误治疗。

2.对疾病的反应

患者是否因病变在子宫颈,又涉及生殖器官与性,而不愿及时就诊;或阴道分泌物增多引起不适;或治疗效果不明显而烦躁不安;或遇到白带带血或接触性出血时,担心疾病的严重程度,疑有癌变而恐惧、焦虑。

3.家庭、社会及经济状况

了解家属对患者是否关心,患者家庭经济状况如何,是否有医疗保险。

二、护理诊断

（一）皮肤完整性受损

其与宫颈上皮糜烂及炎性刺激有关。

（二）舒适的改变

其与白带增多有关。

（三）焦虑

其与害怕宫颈癌有关。

三、护理措施

（一）症状护理

1.阴道分泌物增多

观察阴道分泌物的颜色、性状及量,选择合适的药液进行阴道冲洗。在不清楚种类时,不可滥用冲洗液,指导患者勤换会阴垫及内裤,保持外阴清洁、干燥。

2.外阴瘙痒与灼痛

嘱患者尽量避免搔抓,防止外阴部皮肤破损,减少活动,避免摩擦外阴。

（二）用药护理

药物治疗主要用于急性子宫颈炎。

1.遵医嘱用药

（1）经验性抗生素治疗:在未获得病原体检测结果前,采用针对衣原体的经验性抗生素治疗,阿奇霉素 1 g,单次顿服,或多西环素 100 mg,每天 2 次,连服7 天。

(2)针对病原体的抗生素治疗:临床上除选用抗淋病奈瑟菌的药物外,同时应用抗衣原体感染的药物。对于单纯急性淋病奈瑟菌性子宫颈炎,常用药物有头孢菌素,如头孢曲松钠250 mg,单次肌内注射,或头孢克肟 400 mg,单次口服;对沙眼衣原体所致子宫颈炎,治疗药物有四环素类,如多西环素 100 mg,每天 2次,连服 7 天。

2.用药观察

注意观察药物的不良反应,若出现不良反应,立即停药并通知医师。

3.用药注意事项

注意药物的半衰期及有效作用时间,注意药物的配伍禁忌。抗生素应现配现用。

4.用药指导

若病原体为沙眼衣原体及淋病奈瑟菌,应对性伴侣进行相应的检查和治疗。

(三)物理治疗及手术治疗的护理

1.宫颈糜烂样改变

若为无症状的生理性柱状上皮异位,无须处理;如伴有分泌物增多、乳头状增生或接触性出血,可给予局部物理治疗,包括激光、冷冻、微波治疗等,也可以给予中药治疗,作为物理治疗前后的辅助治疗。

2.慢性子宫颈黏膜炎

针对病因给予治疗,若病原体不清可试用物理治疗。

3.子宫颈息肉

配合医师行息肉摘除术。

4.子宫颈肥大

一般无须治疗。

(四)心理护理

(1)加强疾病知识宣传,引导患者正确认识疾病,及时就诊,接受规范治疗。

(2)向患者解释疾病与健康的问题,鼓励患者表达自己的想法。对病程长、迁延不愈的患者,给予关心和耐心解说,告知疾病的过程及防治措施;对病理检查发现宫颈上皮有异常增生的病例,告知通过密切监测,坚持治疗,可阻断癌变途径,以缓解其焦虑,增加其治疗的信心。

(3)与家属沟通,让其多关心患者,支持患者,使患者坚持治疗,促进康复。

四、健康指导

(一)讲解疾病知识

向患者讲解子宫颈炎的疾病知识,告知及时就诊和规范治疗的重要性。

(二)个人卫生指导

嘱患者保持外阴清洁,每天清洗外阴 2 次,养成良好的卫生习惯,尤其注意经期、孕产期及产褥期卫生,避免感染发生。

(三)随访指导

告知患者,物理治疗后分泌物增多,甚至有多量水样排液,在术后 1～2 周脱痂时可有少量出血,是因为创面愈合,不必就诊;如出血量多于月经量,则需到医院就诊;在物理治疗后 2 个月内禁止性生活、盆浴和阴道冲洗;治疗后经过 2 个月经周期,于月经干净后 3～7 天来医院复查,评价治疗效果,对效果欠佳者可进行第二次治疗。

(四)体检指导

坚持每 1～2 年做 1 次体检,及早发现异常,及早治疗。

五、注意事项

(1)治疗前,应常规做宫颈刮片,行细胞学检查。

(2)在急性生殖器炎症期不做物理治疗。

(3)应在月经干净后 3～7 天进行治疗。

(4)物理治疗后阴道分泌物可能增多,甚至有大量水样排液,在术后 1～2 周脱痂时可有少许出血。

(5)应告知患者,创面完全愈合时间为 4～8 周,其间禁盆浴、性交和阴道冲洗。

(6)物理治疗有引起术后出血、子宫颈管狭窄、感染的可能,应定期复查,观察创面愈合情况直到痊愈,同时检查有无子宫颈管狭窄。

第三节　子宫内膜异位症

子宫内膜异位症是指具有生长功能的子宫内膜生长在子宫腔内壁以外引起的症状和体征。异位的子宫内膜绝大多数局限在盆腔内的生殖器官和邻近器官的腹膜面,故临床上称为盆腔子宫内膜异位症。子宫内膜生长在子宫肌层内称子宫腺肌病。部分患者体内这两种疾病可合并存在。

子宫内膜异位症的发病率近年来明显升高。该病是目前常见的妇科病之一,多见于30～40岁的妇女。该病为良性病变,但子宫内膜有远距离转移和种植能力。初潮前无发病,绝经后异位的子宫内膜组织可逐渐萎缩吸收,妊娠或使用性激素抑制卵巢功能可暂时阻止该病的发展,子宫内膜的发病与卵巢的周期性变化有关。也发生周期性出血,引起周围组织纤维化、粘连,病变局部形成紫蓝色硬结或包块。卵巢的子宫内膜异位症最为常见。卵巢内的异位内膜因反复出血而形成多个囊肿,但以单个多见,故又称为卵巢子宫内膜异位囊肿。囊肿内含暗褐色、黏稠的陈旧血,状似巧克力液体,故又称为卵巢巧克力囊肿。

一、护理评估

(一)病史

1.月经史

了解患者的月经初潮年龄,月经周期、经期、经量是否正常,有无痛经或其他伴随症状。了解痛经的性质,是否为进行性加重。

2.婚育史

了解患者的结婚年龄、婚次、夫妻性生活情况,有无经期性交情况,了解生育情况,足月产、早产、流产次数,现有子女数等。

3.病史

有无先天性生殖道畸形、子宫手术或经期盆腔检查等。

(二)身心状态

1.身体状态

(1)痛经:痛经是子宫内膜异位症的典型症状,其特点为继发性和进行性加重。疼痛多位于下腹部和腰骶部,可放射至阴道、会阴、肛门或大腿,常于月经来潮前1～2天开始,经期第1天最为剧烈,以后逐渐减轻,月经干净时消失。

(2)月经失调:部分患者经量增多和经期延长,少数患者出现经前期点滴出血。月经失调可能与卵巢无排卵、黄体功能不足等有关。

(3)性交痛:异位的内膜出现在直肠子宫陷凹或病变导致子宫后倾固定,性交时子宫颈受到碰撞及子宫收缩和向上提升,可引起疼痛。

(4)不孕:占40%左右,不孕的原因可能与盆腔内器官和组织广泛粘连和输卵管的蠕动减弱,影响卵子的排出、摄取和受精卵的运行有关。

2.心理状态

疼痛、不孕造成患者顾虑重重,心理压力大。需要手术的患者会有紧张、恐惧等心理问题。

(三)诊断性检查

1.妇科检查

典型者子宫后倾固定,盆腔检查可扪及盆腔内有触痛性结节或子宫旁有不活动的囊性包块。

2.辅助检查

(1)B超检查:可确定卵巢子宫内膜异位囊肿的位置、大小和形状。

(2)腹腔镜检查:可发现盆腔内器官或直肠子宫陷凹、子宫骶骨韧带等处有紫蓝色结节。

二、护理诊断

(一)焦虑

其与不孕和需要手术有关。

(二)知识缺乏

其与缺乏自我照顾及与手术相关的知识有关。

(三)舒适改变

其与痛经及手术后伤口有关。

三、护理目标

(1)患者能正确认识疾病的性质及原因,帮助其解除紧张、恐惧的心理,坚定治疗信心。

(2)患者自觉疼痛症状缓解。

四、护理措施

(1)心理护理:许多年轻患者因顽固的痛经、不孕等情况而焦虑。护理人员应多关心和理解患者,说明只要坚持用药或采取必要的手术便可改善症状,鼓励患者树立信心,积极配合治疗,对尚未生育的患者应给予指导和帮助,促使其尽早受孕。

(2)做好卫生宣传教育工作,防止经血逆流。如有先天性生殖道畸形或后天性炎性阴道狭窄、宫颈粘连等,应及时手术。凡进入宫腔内的经腹手术,应保护腹壁切口和子宫切口,防止子宫内膜种植到腹壁切口或子宫切口。经期应避免盆腔检查和性交。

(3)对使用激素治疗的患者,应介绍服药的注意事项及用后可能出现的反应(恶心、食欲缺乏、闭经、乏力或体重增加等),使其解除思想顾虑,提高治疗效果。

(4)用药期间注意有无卵巢子宫内膜异位囊肿破裂的征象,如出现急性腹痛,应及时通知医师,并做好剖腹探查的各项准备。

(5)对需要手术者应按腹部手术做好术前准备和术后护理。

(6)做好出院健康教育,加强患者对病程及治疗的认识,指导伤口处理和康复教育。嘱患者术后6周避免盆浴和性生活,6周后来医院复查。

五、评价

(1)患者无焦虑的表现并对治疗充满信心。

(2)患者能按时服药并了解药物的反应。

(3)自觉症状缓解和消失。

第四节 子宫腺肌病

子宫腺肌病是指当子宫内膜腺体和间质侵入子宫肌层时,形成弥漫或局限性的病变,是妇科常见病。该病多发生于30~50岁经产妇。约15%的患者同时合并子宫内膜异位症,约50%的患者合并子宫肌瘤。临床病理切片检查发现10%~47%的该病患者的子宫肌层中有子宫内膜组织。

多次妊娠及分娩、人工流产、慢性子宫内膜炎等造成子宫内膜基底层损伤,子宫内膜自基底层侵入子宫肌层内,进而生长,可能是主要原因。此外,由于内膜基底层缺乏黏膜下层的保护,在解剖结构上子宫内膜易于侵入肌层。腺肌病常合并子宫肌瘤和子宫内膜增生,提示高水平雌激素、孕激素刺激,也可能是促进内膜向肌层生长的原因之一。

应视患者的症状、年龄、生育要求而定治疗方法。药物治疗适用于症状较轻,有生育要求和接近绝经期的患者;对年轻或希望生育的子宫腺肌瘤患者,可试行病灶挖除术;对症状严重、无生育要求或药物治疗无效者,应行全子宫切除术。

一、护理评估

(一)健康史

了解患者的年龄、月经史、婚育史、病史、出现典型症状的情况以及对患者身心的影响。子宫腺肌病多发生于生育年龄的经产妇,常合并子宫内膜异位症和子宫肌瘤,患者可能有多次妊娠及分娩或过度刮宫史。生殖道阻塞的患者等常同时合并腺肌病。

(二)生理状况

1.症状

询问患者是否有月经量过多、经期延长和逐渐加重的进行性痛经。

2.体征

妇科检查时子宫均匀性增大或局限性隆起,质硬且有压痛。

3.辅助检查

阴道 B 超提示子宫增大,肌层中不规则回声增强;盆腔 MRI 可协助诊断;宫腔镜下取子宫肌肉并活检,可确诊。

(三)高危因素

1.年龄

40 岁以上的经产妇。

2.子宫损伤

多次妊娠、人工流产、慢性子宫内膜炎等造成子宫内膜基底层损伤。

3.先天不足

生殖道阻塞,如单角子宫、子宫颈阴道不通、有子宫无阴道的先天畸形。

4.卵巢功能失调

高水平雌激素、孕激素刺激,如子宫肌瘤、子宫内膜增生。

(四)社会-心理因素

了解患者对疾病的认知,是否存在焦虑、恐惧等表现;了解患者的家庭关系,是否因不孕或继发不孕影响夫妻关系、家庭关系;了解患者的经济水平等。

二、护理诊断

(一)焦虑

其与月经改变和痛经有关。

(二)知识缺乏

其与缺乏自我照顾及与手术相关的知识有关。

(三)舒适改变

其与痛经有关。

三、护理目标

(1)患者能正确认识疾病的性质及发生原因,消除紧张、恐惧,坚定治疗的信心。

(2)患者自觉疼痛症状缓解。

四、护理措施

(一)症状护理

1.月经改变

指导经量增多者使用透气棉质卫生巾,保留卫生巾并称重,以评估月经量;经期延长者早、晚用温开水清洗外阴各 1 次,以防逆行感染。若合并贫血,需指导患者遵医嘱服用药物,观察贫血的改善情况。

2.痛经

询问患者疼痛部位、性质、疼痛开始时间及持续时间。指导疼痛轻者腹部热敷、卧床休息;对疼痛重者,遵医嘱给予前列腺素合成酶抑制剂。

(二)用药护理

1.口服避孕药

其适用于轻度子宫内膜异位症患者,常用低剂量高效孕激素和炔雌醇复合制剂,用法为每天 1 片,连续用 6～9 个月。护士需观察药物疗效,观察有无恶心、呕吐等不良反应。

2.促性腺激素释放激素激动剂

常用药物:亮丙瑞林 3.75 mg,月经第 1 天皮下注射后,每隔28 天注射 1 次,共 3～6 次。需观察有无潮热、阴道干燥、性欲减退和骨质丢失等不良反应,停药后可消失。连续用药 3 个月以上,需添加小剂量雌激素和孕激素,以防止骨质丢失。

3.左炔诺孕酮宫内节育器(LNG-ZUS)

治疗初期部分患者会出现淋漓出血,LNG-ZUS 下移甚至脱落等,需加强随访。

(三)手术护理

1.保守手术

保守手术如小病灶挖除术或子宫肌壁楔形切除术,可明显减轻症状并增加妊娠概率。指导患者术后6 个月受孕。

2.子宫切除术

对年轻或未绝经的患者可保留卵巢;对绝经后或合并严重子宫内膜异位症者,可行双卵巢切除术。

(四)心理护理

(1)痛经、月经改变以及贫血影响生活质量,患者焦虑、烦躁。应向患者说明来月经时轻度疼痛不适是生理反应,给予舒缓的音乐、舒适的环境,保证足够的休息和睡眠。患者及家属、护士共同制订规律而适度的锻炼计划。家属督促患者适度锻炼,可缓解患者的心理压力。

(2)手术患者担心预后和性生活,要向患者说明子宫切除术后症状可基本消失,生活质量会得到改善。此外,要向患者说明子宫是月经来潮和孕育胎儿的器官,切除子宫不会男性化,增加患者对治疗的信心。

(五)健康指导

(1)指导患者随访:叮嘱手术患者出院后 3 个月到门诊复查,了解术后康复情况。

(2)保守手术和子宫切除患者,术后休息 1～3 个月,3 个月之内避免性生活及阴道冲洗,避免提举重物,防止正在愈合的腹部肌肉用力,并应逐渐加强腹部肌肉的力量。未经医务人员许可避免从事可增加盆腔充血的活动,如跳舞、久站。

(3)有生殖道阻塞疾病时,嘱患者积极治疗,实施整形手术。

(4)指导实施保守手术治疗的患者术后 6 个月受孕。

(5)注意高危因素与妇科疾病的相关性,定期做好妇科病普查。

五、评估

(1)医务人员避免过度刮宫,减少内膜碎片进入肌层的机会。

(2)药物治疗过程中如出现严重的绝经期症状,可酌情反向添加治疗,提高雌激素水平,降低相关血管症状和骨质疏松的发生率,也可提高患者的顺应性。

第五节　前置胎盘

妊娠 28 周后,胎盘附着于子宫下段,甚至胎盘下缘达到或覆盖子宫颈内口,其位置低于胎先露部,称为前置胎盘。前置胎盘是妊娠晚期严重并发症,也是妊娠晚期阴道流血最常见的原因。其发病率国外报道为 0.5%,国内报道为 0.24%~1.57%。

一、病因

目前尚不清楚病因。高龄初产妇(年龄>35 岁)、经产妇、吸烟或吸毒妇女为高危人群。其病因可能与下述因素有关。

(一)子宫内膜病变或损伤

多次刮宫、分娩、子宫手术史等是前置胎盘的高危因素。上述情况可损伤子宫内膜,引起子宫内膜炎或萎缩性病变,再次受孕时子宫蜕膜血管形成不良、胎盘血供不足,刺激胎盘面积增大,延伸到子宫下段。前次剖宫产手术瘢痕可妨碍胎盘在妊娠晚期向上迁移,增加前置胎盘的可能性。据统计 85%~95% 的发生前置胎盘的孕妇为经产妇。

(二)胎盘异常

双胎妊娠时胎盘面积过大,前置胎盘的发生率为单胎妊娠的 2 倍;胎盘位置正常而副胎盘位于子宫下段,接近宫颈内口;膜状胎盘大而薄,扩展到子宫下段,均可发生前置胎盘。

(三)受精卵滋养层发育迟缓

受精卵到达子宫腔后,滋养层尚未发育到可以着床的阶段,继续向下游走,到达子宫下段,并在该处着床而发育成前置胎盘。

二、分类

根据胎盘下缘与子宫颈内口的关系,将前置胎盘分为 3 类(图 6-2)。

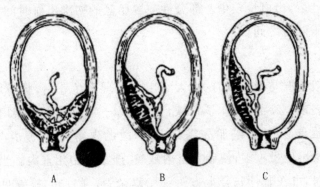

图 6-2 前置胎盘的类型
A.完全性前置胎盘;B.部分性前置胎盘;C.边缘性前置胎盘

(1)完全性前置胎盘又称中央性前置胎盘,胎盘组织完全覆盖子宫颈内口。

(2)部分性前置胎盘的子宫颈内口部分为胎盘组织所覆盖。

(3)边缘性前置胎盘附着于子宫下段,胎盘边缘到达子宫颈内口,未覆盖子宫颈内口。

胎盘位于子宫下段,与胎盘边缘极为接近,但未达到子宫颈内口,称为低置胎盘。胎盘下缘与子宫颈内口的关系可因子宫颈管消失、子宫口扩张而改变。前置胎盘的类型可因诊断时期不同而改变,如临产前为完全性前置胎盘,临产后因子宫口扩张而成为部分性前置胎盘。目前临床上均依据处理前最后一次检查结果来决定其分类。

三、临床表现

(一)症状

前置胎盘的典型症状是妊娠晚期或临产时,发生无诱因、无痛性反复阴道流血。妊娠晚期子宫下段逐渐伸展,牵拉子宫颈内口,子宫颈管缩短;临产后规律宫缩使子宫颈管消失,成为软产道的一部分。子宫颈外口扩张,附着于子宫下段及子宫颈内口的胎盘前置部分不能相应伸展而与其附着处分离,血窦破裂而出血。前置胎盘出血前无明显诱因,初次出血量一般不多,剥离处血液凝固后,出血自然停止;也有初次即发生致命性大出血而导致休克的。由于子宫下段不断伸展,前置胎盘出血常反复发生,出血量也越来越多。阴道流血发生的时间、反复发生次数、出血量多少与前置胎盘的类型有关。完全性前置胎盘初次出血时间早,多在妊娠28周左右,称为"警戒性出血"。边缘性前置胎盘出血多发生于妊娠晚期或临产后,出血量较少。部分性前置胎盘的初次出血时间、出血量及反复出血次数介于两者之间。

(二)体征

患者的一般情况与出血量有关,大量出血呈现面色苍白、脉搏增快微弱、血压下降等休克表现。腹部检查:子宫软,无压痛,子宫大小与妊娠周数相符。由于子宫下段有胎盘占据,影响胎先露部入盆,故胎先露高浮,易并发胎位异常。反复出血或一次出血量过多,使胎儿宫内缺氧,严重者胎死宫内。当前置胎盘附着于子宫前壁时,可在耻骨联合上方听到胎盘杂音。临产时检查见宫缩为阵发性,间歇期子宫完全松弛。

四、处理原则

处理原则是抑制宫缩、止血、纠正贫血和预防感染。根据阴道流血量、有无休克、妊娠周数、胎位、胎儿是否存活、是否临产及前置胎盘的类型等做出决定。

(一)期待疗法

应在保证孕妇安全的前提下尽可能延长孕周,以提高围生儿存活率。期待疗法适用于妊娠<34周、胎儿体重<2 000 g、胎儿存活、阴道流血量不多、一般情况良好的孕妇。

尽管国外有资料证明,在住院与门诊治疗中前置胎盘孕妇的妊娠结局并无明显差异,但我国仍应强调住院治疗。住院期间密切观察病情变化,为孕妇提供全面、优质的护理是期待疗法的关键措施。

(二)终止妊娠

1.终止妊娠的指征

孕妇反复发生多量出血甚至休克,无论胎儿成熟与否,为了母亲的安全应终止妊娠;期待疗法中发生大出血或出血量虽少,但胎龄达36周以上,胎儿成熟度检查提示胎儿肺成熟;胎龄未达36周,出现胎儿窘迫征象,或胎儿电子监护发现胎心异常;出血量多,危及胎儿;胎儿已死亡或出现难以存活的畸形,如无脑儿。

2.剖宫产

剖宫产可在短时间内娩出胎儿,迅速结束分娩,对母儿相对安全,是处理前置胎盘的主要手段。剖宫产指征包括完全性前置胎盘,持续大量阴道流血;部分性和边缘性前置胎盘出血量较多,胎先露高浮,短时间内不能结束分娩;胎心异常。术前应积极纠正贫血、预防感染等,备血,做好处理产后出血和抢救新生儿的准备。

3.阴道分娩

有边缘性前置胎盘,枕先露,阴道流血不多,无头盆不称和胎位异常,估计在短时间内能结束分娩者,可试产。

五、护理

(一)护理评估

1.病史

除个人健康史外,在孕产史中尤其注意识别有无剖宫产术、人工流产术及子宫内膜炎等前置胎盘的易发因素。此外,妊娠中期,特别是孕 28 周后,是否出现无痛性、无诱因、反复阴道流血症状,并详细记录具体经过及医疗处理情况。

2.身心状况

患者的一般情况与出血量的多少密切相关。大量出血时可见面色苍白、脉搏细速、血压下降等休克症状。孕妇及其家属可因突然阴道流血而感到恐惧或焦虑,既担心孕妇的健康,更担心胎儿的安危,可能显得恐慌、紧张、手足无措。

3.诊断检查

(1)产科检查:子宫大小与停经月份一致,胎儿方位清楚,胎先露高浮,胎心可以正常,也可因孕妇失血过多而异常或消失。前置胎盘位于子宫下段前壁时,可于耻骨联合上方听见胎盘血管杂音。临产后检查,宫缩为阵发性,间歇期子宫肌肉可以完全放松。

(2)超声波检查:B超断层相可清楚地看到子宫壁、胎头、子宫颈和胎盘的位置,胎盘定位准确率达 95% 以上。超声波检查可反复做,是目前最安全、有效的首选检查方法。

(3)阴道检查:目前一般不主张应用。只有在近临产期出血不多时,终止妊娠前为排除其他出血原因或明确诊断,决定分娩方式前采用。阴道检查操作必须在输血、输液和做好手术准备的情况下方可进行。对怀疑前置胎盘的个案,切忌肛查。

(4)术后检查胎盘及胎膜:胎盘的前置部分可见陈旧血块附着,呈黑紫色或暗红色,如这些改变位于胎盘的边缘,而且胎膜破口处与胎盘边缘的距离,则为部分性前置胎盘。如行剖宫产术,术中可直接了解胎盘附着的部分并确诊。

(二)护理诊断

1.潜在并发症

潜在并发症为出血性休克。

2.有感染的危险

有感染的危险与前置胎盘剥离面靠近子宫颈口、细菌易经阴道上行感染有关。

(三)预期目标

(1)接受期待疗法的孕妇的血红蛋白水平不再继续下降,足月或更接近足月。

(2)产妇未发生产后出血或产后感染。

(四)护理措施

根据病情须立即接受终止妊娠的孕妇,立即安排孕妇取去枕侧卧位,开放静脉,配血,做好输血的准备。在抢救休克的同时,按腹部手术患者的护理方法进行术前准备,并做好母儿生命体征监护及抢救准备工作。对接受期待疗法的孕妇的护理措施如下。

1.保证休息

孕妇需住院观察,绝对卧床休息,尤以左侧卧位为佳,并定时间断吸氧,每天3次,每次1小时,以增加胎儿血氧供应。此外,还需避免各种刺激,以减少出血。医务人员进行腹部检查时动作要轻柔,禁做阴道检查和肛查。

2.纠正贫血

除采取口服硫酸亚铁、输血等措施外,还应加强饮食营养指导。建议孕妇多食高蛋白及含铁丰富的食物,如动物肝脏、绿叶蔬菜和豆类,这样一方面有助于纠正贫血,另一方面还可以增强机体抵抗力,同时也促进胎儿发育。

3.监测生命体征

及时发现病情变化,严密观察并记录孕妇的生命体征,阴道流血的量、颜色,检测胎儿宫内状态。按医嘱及时完成实验室检查项目,并交叉配血,备用。发现异常,及时向医师报告并配合处理。

4.预防产后出血和感染

(1)产妇回病房休息时严密观察产妇的生命体征及阴道流血情况,发现异常,及时向医师报告并参与处理,以防止或减少产后出血。

(2)及时更换会阴垫,以保持会阴部清洁、干燥。

(3)胎儿分娩后,及早使用宫缩剂,以预防产后大出血;对新生儿严格按照高危儿处理。

5.健康教育

护士应加强对孕妇的管理和宣教。指导围孕期妇女避免吸烟、酗酒等不良行为,避免多次刮宫、引产或宫内感染,防止多产,减少子宫内膜损伤或子宫内膜炎。发生妊娠期出血,无论出血量多少均应就医。

(五)护理评价

(1)接受期待疗法后,接近(或达到)足月时终止妊娠。

(2)产妇未出现产后出血和感染。

第六节 胎儿窘迫

胎儿窘迫是指孕妇、胎儿、胎盘等原因引起的胎儿宫内缺氧,影响胎儿的健康甚至危及生命。胎儿窘迫是一种综合征,主要发生在临产过程,也可发生在妊娠后期。发生在临产过程中的胎儿窘迫,可以是妊娠后期的胎儿窘迫的延续和加重。

一、病因

胎儿窘迫的病因涉及多方面,可归纳为三大类。

(一)母体因素

妊娠妇女患有高血压疾病、慢性肾炎、妊娠高血压综合征、重度贫血、心脏病、肺源性心脏病,有高热,吸烟,有产前出血性疾病和创伤,急产或子宫不协调性收缩,缩宫素使用不当,产程延长,子宫过度膨胀,胎膜早破等;或者产妇长期取仰卧位,镇静药、麻醉药使用不当等。

(二)胎儿因素

胎儿因素有胎儿心血管系统功能障碍、胎儿畸形等。

(三)脐带、胎盘因素

脐带因素有长度异常、缠绕、打结、扭转、狭窄、血肿、帆状附着。胎盘因素有植入异常、形状异常、发育障碍、循环障碍等。

二、病理生理

胎儿窘迫的基该病理生理变化是缺血、缺氧引起的一系列变化。缺氧早期或者一过性缺氧时,机体主要通过减少胎盘和自身耗氧量代偿,胎儿则通过减少对肾与下肢血供等方式来保证心脑血流量,不产生严重的代偿障碍及器官损害。缺氧严重则可引起严重的并发症。缺氧初期通过自主神经反射兴奋交感神经,使肾上腺儿茶酚胺及皮质醇分泌增多,引起血压上升及心率加快。此时胎儿的大脑、肾上腺、心脏及胎盘的血流增加,而肾、肺、消化系统等的血流减少,出现羊水减少、胎儿发育迟缓等。若缺氧继续加重,则转为兴奋迷走神经,血管扩张,有效循环血量减少,主要器官的功能由于血流不能保证而受损,于是胎心率减慢。缺氧继续发展下去可引起严重的器官功能损害,尤其可以引起缺血缺氧性脑病甚至胎死宫内。此过程基本是产生低氧血症至缺氧,然后至代谢性酸中毒,主要表现为胎动减少、羊水少、胎儿出现晚期减速甚至呼吸抑制。由于缺氧时肠蠕动加快,肛门括约肌松弛,引起胎粪排出。此过程可以形成恶性循环,更加重母体及胎儿的危险。不同原因引起的胎儿窘迫的表现过程可以不完全一致,所以应加强监护、积极评价、及时发现高危征象并积极处理。

三、临床表现

胎儿窘迫的主要表现为胎心音改变、胎动异常及羊水胎粪污染或羊水过少,严重者胎动消失。根据其临床表现,胎儿窘迫可以分为急性胎儿窘迫和慢性胎儿窘迫。急性胎儿窘迫多发生在分娩期,主要表现为胎心率加快或减慢;宫缩应激试验或缩宫素激惹试验等出现频繁的晚期减速或变异减速;羊水胎粪污染和胎儿头皮血 pH 下降,出现酸中毒。羊水胎粪污染可以分为 3 度:Ⅰ度羊水呈浅绿色;Ⅱ度羊水呈黄绿色,混浊;Ⅲ度羊水呈棕黄色,稠厚。慢性胎儿窘迫发生在妊娠末期,常延续至临产并加重,主要表现为胎动减少或消失、胎儿发育受限、胎盘功能减退、羊水胎粪污染等。

四、处理原则

对急性胎儿窘迫,应积极寻找原因并给予及时纠正。若子宫颈未完全扩张,对胎儿窘迫情况不严重的产妇,给氧,嘱产妇取左侧卧位,若胎心率变为正常,可继续观察;若宫口开全、胎先露部已达坐骨棘平面以下 3 cm,应尽快助产,使产妇经阴道娩出胎儿;若缩宫素使宫缩过强,造成胎心率减慢,应立即停止使用缩宫素,继续观察,病情紧迫或经上述处理无效,立即剖宫产,结束分娩。对于慢性胎儿窘迫,应根据妊娠周数、胎儿成熟度和窘迫程度决定处理方案。首先应指导孕妇采取左侧卧位,间断吸氧,积极治疗各种并发症或并发症,密切监护病情变化。若无法改善,则应在促使胎儿成熟后迅速终止妊娠。

五、护理评估

(一)健康史

了解孕妇的年龄、生育史、内科疾病史(如高血压疾病和慢性肾炎);本次妊娠经过,如妊娠高血压综合征、胎膜早破、子宫过度膨胀;分娩经过,如产程延长(特别是第二产程延长)、缩宫素使用不当。了解有无胎儿畸形、胎盘功能。

(二)身心状况

胎儿窘迫时,孕妇自感胎动增加或停止。在窘迫的早期可表现为胎动过频(每 24 小时>20 次);若缺氧未纠正或加重,则胎动转弱且次数减少,进而消失。胎儿轻微或慢性缺氧时,胎心率加快(多于每分钟 160 次);若长时间或严重缺氧,则胎心率减慢。若胎心率少于每分钟100 次,则提示胎儿危险。胎儿窘迫时主要评估羊水的量和性状。

孕产妇及其丈夫因为胎儿的生命遭遇危险而产生焦虑,对需要手术结束分娩产生犹豫、无助感。胎儿不幸死亡的孕产妇及其丈夫感情上受到强烈的创伤,通常会经历否认、愤怒、抑郁、接受的过程。

(三)辅助检查

1.胎盘功能检查

出现胎儿窘迫的妊娠妇女一般 24 小时尿 E_3 值急骤减少 30%～40%,或于妊娠末期连续多次测定在每 24 小时 10 mg 以下。

2.胎心监测

胎动时胎心率加速不明显,基线变异率低于每分钟 3 次,出现晚期减速、变异减速等。

3.胎儿头皮血血气分析

pH<7.20。

六、护理诊断/诊断问题

(一)气体交换受损(胎儿)

气体交换受损(胎儿)与胎盘子宫的血流改变、血流中断(脐带受压)或血流速度减慢(子宫-胎盘功能不良)有关。

(二)焦虑

焦虑与胎儿宫内窘迫有关。

(三)预期性悲哀

预期性悲哀与胎儿可能死亡有关。

七、预期目标

(1)胎儿的情况改善,胎心率为每分钟 120～160 次。

(2)孕妇能运用有效的应对机制控制焦虑。

(3)产妇能够接受胎儿死亡的现实。

八、护理措施

(1)孕妇取左侧卧位,间断吸氧。严密监测胎心变化,一般每 15 分钟听 1 次胎心或进行胎心监护,注意胎心变化。

(2)为手术者做好术前准备。如宫口开全、胎先露部已达坐骨棘平面以下 3 cm,应尽快阴道助产,使产妇娩出胎儿。

(3)准备好对新生儿抢救和复苏。

(4)心理护理。①向孕产妇提供相关信息,包括医疗措施的目的、操作过程、预期结果及孕产妇需做的配合;将真实情况告知孕产妇,有助于其减轻焦虑,也可帮助其面对现实。必要时陪伴孕产妇,对孕产妇的疑虑给予适当的解释。②对于胎儿不幸死亡的产妇及其丈夫,护理人员可安排一个远离其他婴儿和产妇的单人房间,陪伴他们或安排家人陪伴他们,勿让其独处;鼓励其诉说悲伤,接纳其哭泣及抑郁的情绪,提供支持及关怀;若他们愿意,护理人员可让他们看看死婴并同意他们为死婴做一些事情,包括沐浴、更衣、命名、拍照或举行丧礼,但事先应向他们描述死婴的情况,使之有心理准备。提供足印卡、床头卡等作为纪念,帮助他们使用适合自己的压力应对技巧和方法。

九、结果评价

(1)胎儿情况改善,胎心率为每分钟 120～160 次。

(2)孕妇能运用有效的应对机制来控制焦虑,叙述心理和生理上的感受。

(3)产妇能够接受胎儿死亡的现实。

第七节 羊 水 栓 塞

羊水栓塞(amniotic fluid embolism,AFE)是指在分娩过程中,羊水突然进入母体血循环而引起的急性肺栓塞、休克、弥散性血管内凝血(disseminated intravascular coagulation,DIC)、肾衰竭和猝死的严重分娩并发症。其起病急、病情凶险,是造成孕产妇死亡的重要原因之一。羊水栓塞若发生于足月分娩者,死亡率高达 70%～80%;也可发生在妊娠早期、中期的流产中,但病情较轻,死亡率较低。

一、病因

羊水栓塞是由污染羊水中的有形物质(胎儿毳毛、角化上皮、胎脂、胎粪)进入母体血循环引起的,通常有以下几个原因。

(1)羊膜腔内压力增大(子宫收缩过强),胎膜与子宫颈壁分离或子宫颈口扩张引起子宫颈黏膜损伤时,静脉血窦开放,羊水进入母体血循环。

(2)出现子宫颈裂伤、子宫破裂、前置胎盘、胎盘早剥或在剖宫产术中,羊水通过病理性开放的子宫血窦进入母体血循环。

(3)行羊膜腔穿刺或钳刮术时子宫壁损伤处静脉窦也可以成为羊水进入母体的通道。

二、病理生理

近年来研究认为,羊水栓塞主要是变态反应。羊水进入母体循环后,通过阻塞肺小血管,引起变态反应而导致凝血机制异常,使机体发生一系列的病理生理变化。

(一)肺动脉高压

羊水内的有形物质(如胎儿毳毛、胎脂、胎粪、角化上皮细胞)直接形成栓子。一方面,羊水的有形物质激活凝血系统,使小血管内形成广泛的血栓而阻塞肺小血管,反射性引起迷走神经兴奋,使肺小血管痉挛加重。另一方面,羊水内有形物质经肺动脉进入肺循环,阻塞小血管,引起肺内小支气管痉挛,支气管内分泌物增加,使肺通气、换气量减少,反射性地引起肺小血管痉挛,肺小管阻塞而引起肺动脉压增大,导致急性右心衰竭,继而发生呼吸和循环功能衰竭、休克,甚至死亡。

(二)过敏性休克

羊水中的有形物质成为致敏原,作用于母体,引起变态反应,导致过敏性休克,多在羊水栓塞后立即出现血压骤降甚至消失,甚至心、肺功能衰竭的表现。

(三)DIC

妊娠时母体血液呈高凝状态。羊水中含有大量促凝物质,可激活母体凝血系统,进入母体血循环后,在血管内产生大量的微血栓,消耗大量的凝血因子和纤维蛋白原,从而导致 DIC。同时纤维蛋白原水平下降,可激活纤溶系统,由于大量凝血物质消耗和纤溶系统激活,产妇血液系统由高凝状态转变为纤溶亢进,血液不凝固,极易发生严重的产后出血及失血性休克。

(四)急性肾衰竭

休克和 DIC 导致肾脏急剧缺血,进一步发生肾衰竭。

三、临床表现

(一)症状

羊水栓塞起病急骤、来势凶险,多发生于分娩过程中,尤其发生在胎儿娩出前、后的短时间内。临床经过可分为以下 3 个阶段。

1.急性休克期

在分娩过程中,尤其是刚破膜不久,产妇突然打寒战,烦躁不安,气急,恶心,呕吐等,继而出现呛咳、呼吸困难、发绀、抽搐、昏迷,迅速出现循环衰竭,进入休克或昏迷状态。病情严重者在数分钟内死亡。

2.出血期

产妇渡过呼吸、循环衰竭和休克阶段而进入凝血功能障碍阶段,表现为难以控制的大量出血,血液不凝,身体其他部位出血,如切口渗血、全身皮肤黏膜出血、消化道大出血或肾脏出血。产妇可死于出血性休克。

3.急性肾衰竭

后期存活的产妇出现少尿、无尿和尿毒症的症状。循环功能衰竭引起肾脏缺血,DIC 早期形成的血栓堵塞肾内小血管,引起肾脏缺血、缺氧,导致肾脏器质性损害。

(二)体征

心率增快,血压骤降,肺部听诊可闻及湿啰音。全身皮肤黏膜有出血点及瘀斑,阴道流血不止,切口渗血不凝。

四、处理原则

及时处理,立即抢救,抗过敏,纠正呼吸、循环系统衰竭和改善低氧血症,抗休克,防止 DIC 和肾衰竭发生。

五、护理

(一)护理评估

1.病史

评估发生羊水栓塞的各种诱因,有无胎膜早破或人工破膜,有无前置胎盘或胎盘早剥,有无宫缩过强或强直性宫缩,有无中期妊娠引产或钳刮术、羊膜腔穿刺术等病史。

2.身心状况

胎膜破裂后,胎儿娩出后或手术中产妇突然出现寒战、呛咳、气急、烦躁不安、尖叫、呼吸困难、发绀、抽搐、出血不凝、不明原因休克等症状和体征,血压下降或消失,应考虑为羊水栓塞,立即进行抢救。

3.辅助检查

(1)血涂片查找羊水中的有形物质:采集下腔静脉血,镜检见到羊水的有形成分可确诊。

(2)床旁胸部 X 线摄片:可见肺部双侧弥漫性点状、片状浸润影,沿肺门分布,伴轻度肺不张和右心扩大。

(3)床旁心电图或心脏彩色多普勒超声检查:提示有心房、有心室扩大,ST段下降。

(4)若产妇死亡,行尸检时,可见肺水肿、肺泡出血。在心内血液中查到有羊水内的有形物质,肺小动脉或毛细血管有羊水内的有形物质栓塞,子宫或阔韧带血管内查到羊水有形物质。

(二)护理诊断

1.气体交换受损

与肺血管阻力增加、肺动脉高压、肺水肿有关。

2.组织灌注无效

与 DIC 及失血有关。

3.有胎儿窘迫的危险

与羊水栓塞、母体血循环受阻有关。

(三)护理目标

(1)实施抢救后,产妇的胸闷、气急、呼吸困难等症状有所改善。

(2)产妇的心率、血压恢复正常,出血量减少,肾功能恢复正常。

(3)新生儿无生命危险。

(四)护理措施

1.羊水栓塞的预防

加强产前检查,及时注意有无诱发因素,及时发现前置胎盘、胎盘早剥等并发症并予以积极处理。严密观察产程进展情况,正确掌握缩宫素的使用方法,防止宫缩过强。严格掌握人工破膜的指征和时间,宜在宫缩间歇期行人工破膜术,破口要小,并注意控制羊水流出的速度。

2.配合医师,积极抢救患者

(1)给氧:最初阶段是纠正缺氧。帮助患者取半卧位,加压给氧,必要时给予气管插管或者气管切开,减轻肺水肿,改善脑缺氧。

(2)抗过敏:根据医嘱,尽快给予大剂量肾上腺糖皮质激素以抗过敏、解除痉挛,保护细胞。可静脉推注 20～40 mg 地塞米松,以后根据病情可静脉滴注来维持。把 100～200 mg 氢化可的松加入 50～100 mL 5％～10％的葡萄糖注射液中,快速静脉滴注,后将 300～800 mg 氢化可的松加入 250～500 mL 5％葡萄糖注射液中,静脉滴注,日用上限可达 1 000 mg。

(3)缓解肺动脉高压:解痉药物能改善肺血流灌注,预防心衰竭所致的呼吸循环衰竭。首选盐酸罂粟碱,把 30～90 mg 该药加入 20 mL 25％的葡萄糖注射液中,缓慢推注,能松弛平滑肌,扩张冠状动脉、肺动脉和脑动脉,降低小血管阻力。与阿托品合用,扩张小动脉效果更佳。其次使用阿托品。阿托品能阻断迷走神经反射所导致的肺血管和支气管痉挛。把 1 mg 阿托品加入 10 mL 10％～25％的葡萄糖注射液中,每 15～30 分钟静脉推注 1 次,直至症状缓解,微循环改善。再次,使用氨茶碱。氨茶碱具有松弛支气管平滑肌、解除肺血管痉挛的作用,把 250 mg 氨茶碱加入 20 mL 25％的葡萄糖注射液中,缓慢推注。酚妥拉明为 α 肾上腺素能抑制剂,能解除肺血管痉挛,降低肺动脉阻力,消除肺动脉高压。可把 5～10 mg 该药加入100 mL 10％的葡萄糖注射液中,静脉滴注。

(4)抗休克。①补充血容量、使用升压药物:扩容常静脉滴注低分子右旋糖苷,并且补充新鲜的血液和血浆。在抢救过程中,监测中心静脉压,了解心脏负荷情况,并据此调节输液量和输液速度。可把 20 mg 多巴胺加入 250 mL 5％的葡萄糖溶液中,静脉滴注,随时根据血压调节滴速。②纠正酸中毒:根据血氧分析和血清电解质结果,判断是否存在酸中毒。一旦发现酸中毒,静脉滴注250 mL 5%的碳酸氢钠。及时应用该药可纠正休克和代谢失调,及时纠正电解质紊乱。③纠正心力衰竭消除肺水肿:静脉滴注毛花苷 C 或毒毛花苷 K,同时静脉推注呋塞米,有利于消除肺水肿,防止急性肾衰竭。

(5)防治 DIC:DIC 阶段应早期抗凝,补充凝血因子,及时输注新鲜血液和血浆、纤维蛋白原等;应用肝素,尤其在羊水栓塞,血液呈高凝状态时短期使用。用药过程中监测出血时间与凝血时间,如使用肝素过量(凝血时间>30 分钟),则出现出血倾向,如伤口渗血、血肿、阴道流血不止,可用鱼精蛋白对抗。

DIC 晚期纤溶时期,抗纤溶可使用氨基己酸、氨甲苯酸、氨甲环酸来抑制纤溶激活酶,使纤溶酶原不被激活,从而抑制纤维蛋白溶解。抗纤溶的同时补充纤维蛋白原和凝血因子,防止大出血。

(6)预防肾衰竭:抢救的同时注意尿量,如补足血容量后仍然少尿或无尿,需要及时使用呋塞米等利尿剂,预防与治疗肾衰竭。

(7)预防感染:使用肾毒性较小的抗生素防止感染。

(8)产科处理:对第一产程发病的产妇应立即考虑行剖宫产,终止妊娠,去除病因。对第二产程发病者,及时行阴道助产,结束分娩,并且密切观察出血量、出血时间与凝血时间等。如果发生产后出血不止,应及时配合医师,做好子宫切除术的准备。

3.提供心理支持

如果在发病抢救过程中,产妇神志清醒,应给予鼓励,帮助其消除紧张和恐惧,使其配合医师抢救;对于家属要表示理解和抚慰,向家属解释产妇的病情,争取家属的支持和配合。在产妇病情稳定的情况下,可允许家属探视并且陪伴产妇。在病情稳定的康复期,可与产妇和家属一起制订康复计划,适时地给予相应的健康教育。

第八节 子宫破裂

子宫破裂是指在分娩期或妊娠晚期子宫体部或子宫下段发生破裂,是产科严重的并发症。若不及时诊治,子宫破裂可随时威胁母儿生命。

根据子宫破裂发生的时间可分为妊娠期破裂和分娩期破裂,根据子宫破裂发生的部位可分为子宫体部破裂和子宫下段破裂,根据子宫破裂发生的程度可分为完全性破裂和不完全性破裂。完全破裂是指子宫壁的全层破裂,导致子宫腔内容物进入腹腔,破裂常发生于子宫下段。不完全破裂是指子宫内膜、肌层部分或全部破裂,而浆膜层完整,常发生于子宫下段,子宫腔与腹腔不相通,而血液往往在破裂侧进入阔韧带之间,形成阔韧带血肿。

一、病因

(一)梗阻性难产

它是引起子宫破裂最常见的原因。骨盆狭窄、头盆不称、软产道阻塞(发育畸形或有瘢痕等)、胎位异常(肩先露或额先露)、胎儿异常(巨大胎儿或胎儿畸形)等,均可以导致胎先露部下降受阻,子宫上段为克服产道阻力而强烈收缩,使子宫下段过分伸展、变薄,超过最大限度,而发生子宫破裂。

(二)瘢痕子宫

剖宫产、子宫修补术、子宫肌瘤剔除术等都会使术后子宫肌壁留有瘢痕,妊娠晚期或者临产后子宫收缩牵拉及子宫腔内压力增大而导致子宫瘢痕破裂。子宫体部的瘢痕多于妊娠晚期发生自发破裂,多为完全破裂;子宫下段瘢痕破裂多发生于临产后,为不完全破裂。前次手术后伴感染或愈合不良,发生子宫破裂的概率更大。

(三)宫缩剂使用不当

分娩前肌内注射缩宫素或静脉滴注过量缩宫素,使用前列腺素栓剂及其他子宫收缩药物不当,均可导致子宫收缩过强,造成子宫破裂。多产、高龄、子宫畸形或发育不良、有多次刮宫史、宫腔感染等都会增加子宫破裂的概率。

(四)手术创伤

手术创伤多发生于不适当或粗暴的阴道助产手术,子宫颈口未开全时行产钳牵引术或臀牵引术,强行剥离植入性胎盘或严重粘连胎盘,行毁胎术、穿颅术时器械、胎儿骨片伤及子宫等情况均可导致子宫破裂。

二、临床表现

子宫破裂多发生于分娩期,通常是一个逐渐发展的过程,可分为先兆子宫破裂和子宫破裂两个阶段。其症状与破裂发生的时间、部位、范围,出血量,胎儿及子宫肌肉收缩情况有关。

(一)先兆子宫破裂

子宫病理性缩复环形成、下腹部压痛、胎心率异常、血尿是先兆子宫破裂的四大主要表现。

1.症状

该类型常见于产程长、有梗阻性难产因素的产妇。产妇通常在临产过程中宫缩增强。但胎儿下降受阻,产妇表现为烦躁不安、疼痛难忍、下腹部拒按、呼吸急促、脉搏加快,同时膀胱受压充血,出现排尿困难及血尿。

2.体征

因胎先露部下降受阻,子宫收缩过强,子宫体部肌肉增厚、变短,子宫下段肌肉变薄、拉长,在两者间形成环状凹陷,称为病理性缩复环(图 6-3)。可见该环逐渐上升至与脐平或脐上,压痛明显。因子宫收缩过强、过频,胎儿可能触不清,胎心率先加快后减慢或听不清,胎动频繁。

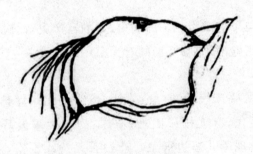

图 6-3　病理性缩复环

(二)子宫破裂

1.症状

产妇突感下腹部撕裂样剧痛,子宫收缩停止,腹部稍感舒适。后因血液、羊水进入腹腔,出现全腹持续性疼痛,伴有面色苍白、冷汗淋漓、脉搏细速、呼吸急促等现象。

2.体征

产妇有全腹压痛、反跳痛,腹壁下可扪及胎体,子宫位于侧方,胎心、胎动消失。阴道出血,可见鲜血流出,下降中的胎儿先露部消失,扩张的子宫颈口回缩,部分产妇可扪及子宫下段裂口及子宫颈。若为子宫不完全破裂,上述体征不明显,仅在不全破裂处有压痛、腹痛,若破裂口累及两侧子宫血管,可致急性大出血或形成阔韧带内血肿,查体时可在子宫一侧扪及逐渐增大且有压痛的包块。

三、处理原则

(一)先兆子宫破裂

立即抑制宫缩,使用麻醉药物或者肌内注射哌替啶,即刻行剖宫产,终止妊娠。

(二)子宫破裂

在输血、输液、吸氧的同时,无论胎儿是否存活,都尽快做好剖宫产的准备。根据产妇的全身状况,子宫破裂的部位、程度、时间,有无感染征象等决定手术方法。

四、护理

(一)护理评估

1.病史

了解产妇有无与子宫破裂相关的病史,如剖宫产史;此次妊娠是否出现高危因素,如胎位不正、头盆不称;临产期间有无滥用缩宫素。

2.身心状况

评估产妇目前的临床表现和生命体征、情绪变化。评估宫缩的强度、间隔时间、腹部疼痛的性质,有无排尿困难、血尿、病理性缩复环,同时监测胎儿宫内情况,了解是否出现胎儿窘迫征象。产妇有无烦躁不安、恐惧、焦虑、衰竭等现象。

3.辅助检查

(1)腹部检查:可了解产妇腹部疼痛的部位和体征,从而判断子宫破裂的阶段。

(2)实验室检查:血常规检查可了解有无白细胞计数升高、血红蛋白水平下降等感染、出血征象,尿常规检查可了解有无肉眼血尿。

(3)超声检查:可协助发现子宫破裂的部位和胎儿的位置。

(二)护理诊断

1.疼痛

疼痛与产妇出现强直行宫缩、子宫破裂有关。

2.组织灌注无效

组织灌注无效与子宫破裂后出血量多有关。

3.预感性悲哀

预感性悲哀与担心自身预后和胎儿可能死亡有关。

(三)护理目标

(1)及时补充血容量,产妇的低血容量得到纠正。

(2)能够抑制强直性子宫收缩,产妇的疼痛略有缓解。

(3)产妇的情绪平稳。

(四)护理措施

1.预防子宫破裂

向孕产妇宣教做好计划生育工作,避免多次人工流产,减少多产。认真做好产前检查,如有瘢痕子宫、产道异常,让孕产妇者提前入院待产。正确处理产程,严密观察产程进展,尽早发现先兆子宫破裂的征象并及时处理。严格掌握使用缩宫素的指征和禁忌证,避免滥用,滴注缩宫素时应有专人看护并记录,从小剂量起,逐渐增加,严防发生过强宫缩。

2.先兆子宫破裂的护理

密切观察产程进展,注意胎儿心率的变化。待产时,如果宫缩过强、过频,下腹部压痛明显,或出现病理性缩复环时,及时向医师报告,停止一切操作,严密监测产妇的生命体征,根据医嘱使用抑制宫缩的药物。

3.子宫破裂的护理

迅速开放静脉通路,短时间内补充液体、输血,补足血容量,同时给氧、保暖、纠正酸中毒,进行抗休克处理,根据医嘱做好手术前各项准备,严密监测产妇的生命体征、24小时出入量,根据各种实验室检查结果评估出血量,根据医嘱使用抗生素以防止感染。

4.心理支持

协助医师根据产妇的情况,向产妇及其家属解释治疗计划,取得家属的支持和产妇的配合。如果胎儿死亡,要鼓励产妇说出感受,为其提供安静的环境,同时给予关心和生活上的护理,努力帮助其接受现实、调整情绪,为其提供相应的产褥期休养计划,做好关于康复的各种宣教。

参考文献

[1] 吴雯婷.实用临床护理技术与护理管理[M].北京:中国纺织出版社,2021.

[2] 傅玉香.临床多发疾病护理常规[M].西安:世界图书出版西安有限公司,2020.

[3] 刘爱杰,张芙蓉,景莉,等.实用常见疾病护理[M].青岛:中国海洋大学出版社,2021.

[4] 辛杰.实用心血管疾病护理规范[M].北京:科学技术文献出版社,2019.

[5] 屈庆兰.临床常见疾病护理与现代护理管理[M].北京:中国纺织出版社,2020.

[6] 张俊英.精编临床常见疾病护理[M].青岛:中国海洋大学出版社,2021.

[7] 韩惠青.实用临床疾病护理常规[M].哈尔滨:黑龙江科学技术出版社,2020.

[8] 艾翠翠.现代疾病护理要点[M].长春:吉林科学技术出版社,2019.

[9] 尉伟,郭晓萍,杨继林.常见疾病诊疗与临床护理[M].广州:世界图书出版广东有限公司,2020.

[10] 张翠华,张婷,王静,等.现代常见疾病护理精要[M].青岛:中国海洋大学出版社,2021.

[11] 姜艳,张丽,窦立清.临床疾病护理实践[M].北京:科学技术文献出版社,2020.

[12] 赵玉洁.常见疾病护理实践[M].北京:科学技术文献出版社,2019.

[13] 陈凌,杨满青,林丽霞.心血管疾病临床护理[M].广州:广东科学技术出版社,2021.

[14] 陈璐璐.临床疾病护理技能[M].天津:天津科学技术出版社,2020.

[15] 潘桂兰.精编常见疾病护理思维[M].汕头:汕头大学出版社,2019.

[16] 姜鑫.现代临床常见疾病诊疗与护理[M].北京:中国纺织出版社,2021.

[17] 刘晓艳.临床常见疾病护理[M].北京:科学技术文献出版社,2020.

[18] 桂莉.现代临床常见疾病护理[M].北京:中国纺织出版社,2019.

[19] 关再凤,孙永梅.常见疾病护理技术[M].合肥:中国科学技术大学出版社,2021.

[20] 吴平霞.临床常见疾病护理[M].北京:中国纺织出版社,2020.

[21] 王英.临床常见疾病护理技术与应用[M].长春:吉林科学技术出版社,2019.

[22] 张立,李秀敏,王艳蕾,等.常见疾病护理与疾病预防[M].哈尔滨:黑龙江科学技术出版社,2021.

[23] 曾广会.临床疾病护理与护理管理[M].北京:科学技术文献出版社,2020.

[24] 许传娟.临床疾病诊疗与护理[M].长春:吉林科学技术出版社,2019.

[25] 宁尚娟.现代护理技术与疾病护理[M].哈尔滨:黑龙江科学技术出版社,2021.

[26] 朱俊玲.心内科疾病护理与康复[M].南昌:江西科学技术出版社,2020.

[27] 史俊平.呼吸系统疾病的防治与护理[M].北京:科学技术文献出版社,2019.

[28] 陈霞.普通外科疾病护理与技术[M].北京:科学技术文献出版社,2020.

[29] 李华.基础护理与疾病护理[M].哈尔滨:黑龙江科学技术出版社,2021.

[30] 姜永杰.常见疾病临床护理[M].长春:吉林科学技术出版社,2019.

[31] 魏利,林圣纳,刘蓓.妇产科临床疾病诊疗与护理[M].北京/西安:世界图书出版公司,2021.

[32] 秦冬岩.妇产科疾病护理与教学[M].北京:科学技术文献出版社,2020.

[33] 李双.临床常见疾病诊治与护理[M].长春:吉林科学技术出版社,2019.

[34] 张延红.新编临床疾病护理常规[M].哈尔滨:黑龙江科学技术出版社,2020.

[35] 姜永华.妇科常见疾病临床护理[M].长春:吉林科学技术出版社,2019.

[36] 向莉,郑晓丹,熊莉娟,等.门急诊护理信息化管理对患者就医满意度的影响[J].护理学杂志,2021,36(7):69-71.

[37] 司延萍,杨明莹,白文伟,等.基于心脏康复理念构建慢性心力衰竭临床护理路径[J].护理研究,2020,34(1):39-44.

[38] 祁金英.优质护理干预对老年慢性支气管炎患者负性情绪及生活质量的影响[J].中国慢性病预防与控制,2020,28(3):218-220.

[39] 杨义会,刘雪梅,李彦欢,等.循证护理在急性胰腺炎护理中的应用[J].中国全科医学,2020,23(S2):264-265.

[40] 李咪琪,黄素芳,郑丹莉.初产妇妊娠期子宫破裂风险因素分析及护理对策[J].护理学杂志,2020,35(20):56-58.